圖解失智症

ウルトラ図解
認知症

預防、治療、照護與相處一本通

朝田 隆／監修
梅應琪／譯

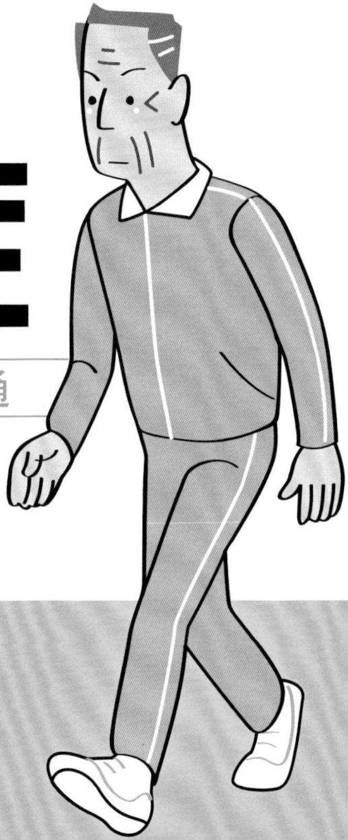

前言　～只要有正確的認識，失智症其實並不可怕～

現在，日本的人口正快速朝向高齡化發展，失智症患者的人數也隨之急遽增加。電視、報章雜誌報導失智症的機會也變多了，沒聽過失智症這種疾病的人變得愈來愈少。「失智症已經成為我們切身相關的疾病了！」我想很多人都實際感受到這一點；然而另一方面，儘管心中存有不安，卻依然把失智症當做別人家的事，認為「我和我的家人不可能得失智症啦！」，抱持這種想法的人應該也為數不少。

在這個「不論誰、於何時罹患失智症都不足為奇」的時代，對失智症感到不安的人，請先從正確地認識失智症開始做起，因為一旦自己或家人直接面臨失智症的威脅，對疾病是否有正確的了解，將大大影響之後的病情發展與生活方式。

舉例來說，被認為是失智症早期階段的「輕度認知功能障礙（MCI）」最近逐漸廣為人知，只要在此階段採取「積極改善生活習慣」等對策，就能防止或延緩失智症發病。即使失智症已發病，若能早期施予適當的治療，就能改善症狀或延緩病情惡化。假如未能正確認識失智症，無法捕捉疾病的信號，或許就會讓這些機會悄悄溜走。

另外，當被醫師告知罹患「失智症」時，患者本人與家屬的心情可能都會變得既沮喪又絕望。失智症有時也會出現徘徊、譫妄、不潔或暴力行為等症狀，也就是所謂的問題行為或異常行為，這對家屬而言，可說是最殘酷的打擊。人為什麼會罹患失智症？失智症患者是用什麼樣的心情度過每一天？為何會引起令家屬困擾的症狀？有沒有能使患者本人和家屬的心情都盡量維持平靜的方法？愈是在非常時刻，對失智症的正確認識就愈有幫助。本書將介紹面對失智症所需的基本知識，痛苦或陷入困境的時候，請不斷反覆閱讀。若能幫助患者與家屬過上更安穩的生活，實為本人之幸。

2016年10月

朝田隆

第1章

失智症是什麼樣的病？

第3章 失智症的治療

第4章 守護家人的看護與照顧

第1章

失智症是什麼樣的病？

只要年歲增長，每個人都可能罹患失智症。為什麼會得失智症？它是如何發生的呢？首先就來認識一下失智症的基本知識，以及引發失智症的原因吧！

醫生，我的家人好像怪怪的！

家人的樣子「和之前不一樣」、「顯然不對勁」，這或許就是失智症的信號。在這個信號中，隱藏了能夠得知引發原因的重點。因此，這裡就先來看看感受到異狀而就診的4個案例的問診情況吧！

[CASE1] 阿茲海默型失智症

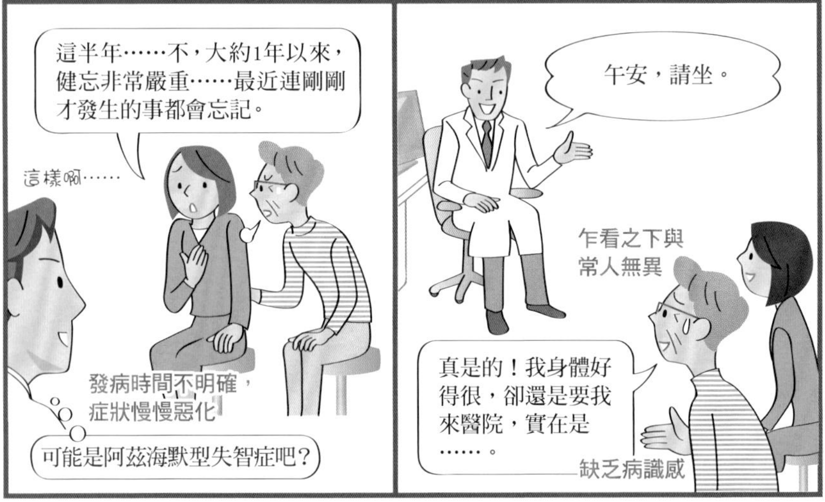

[CASE2] 血管性失智症

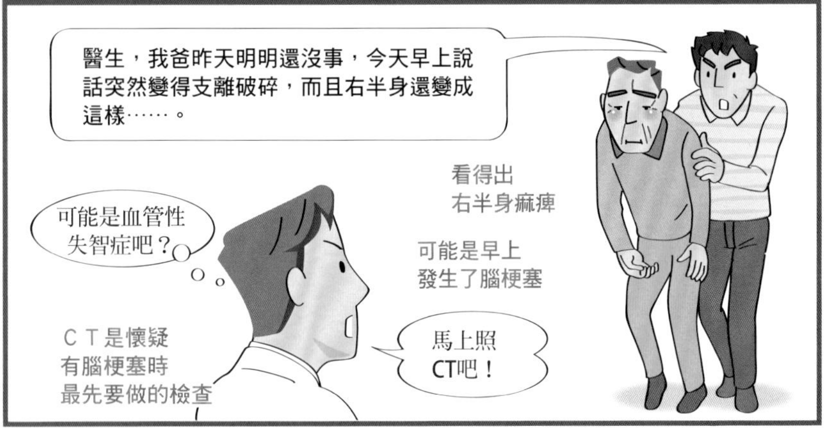
醫生，我爸昨天明明還沒事，今天早上說話突然變得支離破碎，而且右半身還變成這樣……。
看得出右半身麻痺
可能是早上發生了腦梗塞
可能是血管性失智症吧？
馬上照CT吧！
ＣＴ是懷疑有腦梗塞時最先要做的檢查

[CASE3] 路易氏體失智症

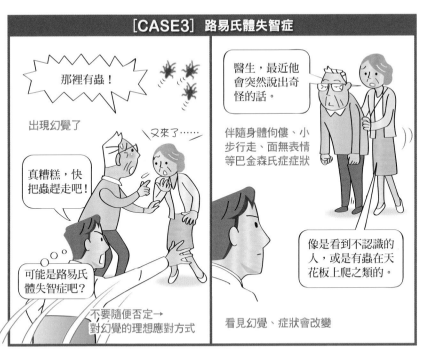

[CASE4] 額顳葉型失智症

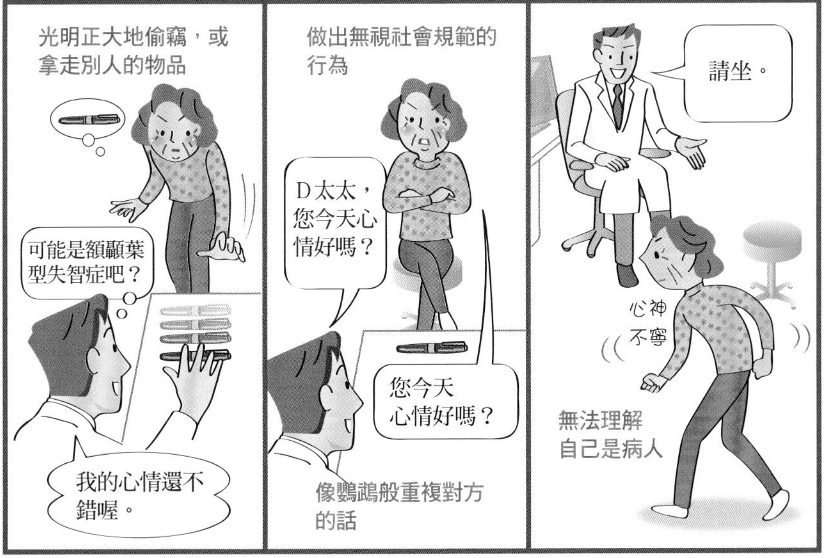

失智症是切身相關的疾病

持續增加的失智症患者

「失智症」是腦神經細胞由於某些原因而損壞所引起的狀態，症狀若持續發展，會逐漸喪失記憶力、理解力與判斷力等，造成患者社會生活與日常生活上的障礙。

目前日本的高齡失智症患者人數，正以急速上升的趨勢持續增加。根據厚生勞動省所公布的數據，２０１２年日本的高齡失智症患者約４６２萬人，推算65歲以上的高齡者約7人就有1人患有失智症。而且，罹患被稱為失智症早期階段的「輕度認知功能障礙（ＭＣＩ）」的高齡者約有４００萬人，合併兩者可以得知，高齡者中約４人就有１人患有失智症，或為失智症的潛在患者。

今後，人口高齡化還會繼續下去，可以想見，高齡失智症患者也勢必愈來愈多。根據厚生勞動省的推估，２０２５年高齡失智症患者將多達約７００萬人，進入65歲以上的高齡者中，約５人就有１人罹患失智症的時代。

而且，失智症不只是患者本人的問題。若生活因失智症而陷入困境，患者勢必會需要他人的協助。是的，就是看護的問題。假如罹患失智症，患者的孩子、丈夫或妻子等家人就不得不給予支援。失智症已經不是別人的事，而是與你我切身相關的疾病。我們不只有可能成為接受照顧的患者，也可能成為照顧者，在每個人都可能與失智症扯上關係的現在，大家都必須事先對失智症有正確的認識。

2025年，65歲以上的高齡者約5人就會有1人罹患失智症

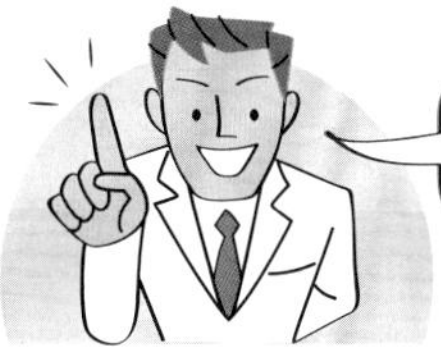

失智症患者的人數正以急速上升的趨勢持續增加。

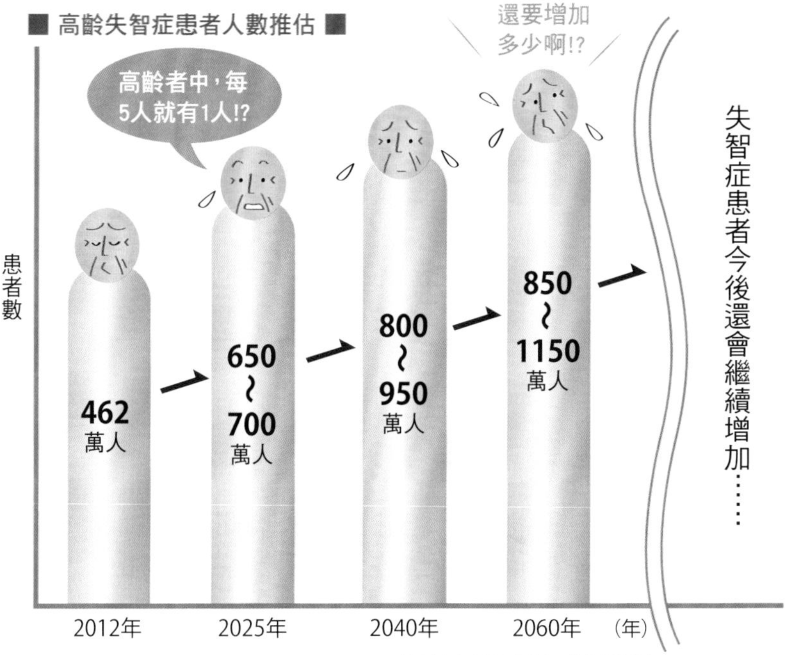

■ 高齡失智症患者人數推估 ■
患者數
462 萬人
650 ~ 700 萬人
800 ~ 950 萬人
850 ~ 1150 萬人
高齡者中，每5人就有1人!?
還要增加多少啊!?
失智症患者今後還會繼續增加……
2012年
2025年
2040年
2060年
(年)

※「日本未來高齡失智症人口推估相關研究」
（來源：九州大學研究所 醫學研究院附屬綜合追蹤研究中心）

也就是說

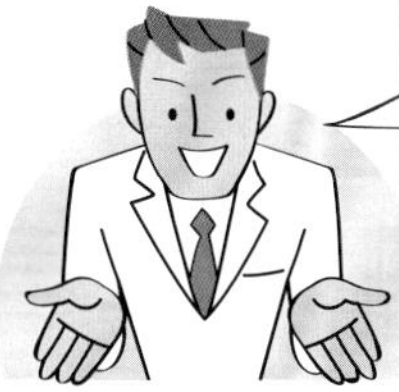

隨著接受照顧的患者增加，與失智症有關的照顧人員也會增加。因此，「正確認識失智症」非常重要!!

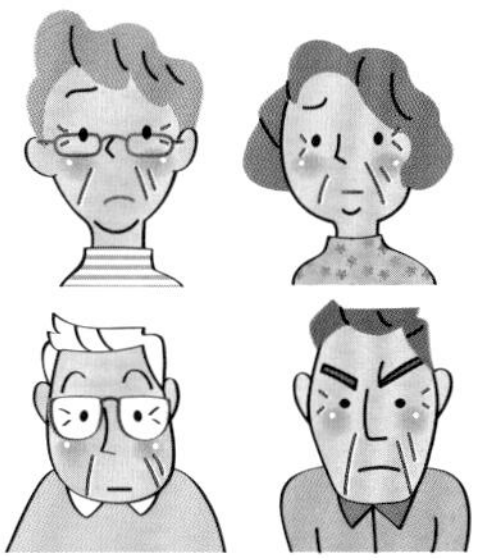

為何會引發失智症？

大腦的病變引起認知功能障礙

我們打從出生到現在，都在經驗、學習各種事物，並獲得「認知能力」。一旦得了失智症，就會因為大腦的認知功能遭受損害，而使社會生活與日常生活陷入困境。

所謂的認知能力，就是記憶的能力，或是分析、判斷事情後去執行的能力。不管是做菜、搭電車還是散步，少了認知能力就全都無法進行。

例如，想要在住家附近散步，出了家門之後，就得思考並判斷要走哪個方向，決定好路徑後就往那個方向走，即使漫無目的，也會做出「昨天往右邊走過了，今天就去左邊看看吧！」之類的判斷。正在走路的時候也會做出判斷，像是在下個路口轉彎、號誌轉紅了要停下來、突然遇到熟人得打招呼等，就這樣，最後才能回到自己的家。雖然平常應該不會特別注意到，但我們不管做什麼事，都會運用到記憶力、判斷力或執行力等認知能力。

然而，失智症患者即便能夠做出行走的動作，但若對其他事情的判斷力太低，有時會走好幾公里，行走距離遠到讓人無法置信，然後迷路。失智症患者常見的「徘徊」行為，就是與方向感有關的大腦認知功能產生障礙所引起的症狀。

掌管認知功能的是腦神經細胞。失智症便是腦神經細胞因為某種原因遭受破壞或功能變差，無法正常發揮認知功能所導致的病症。

掌管「認知能力」的大腦構造與功能

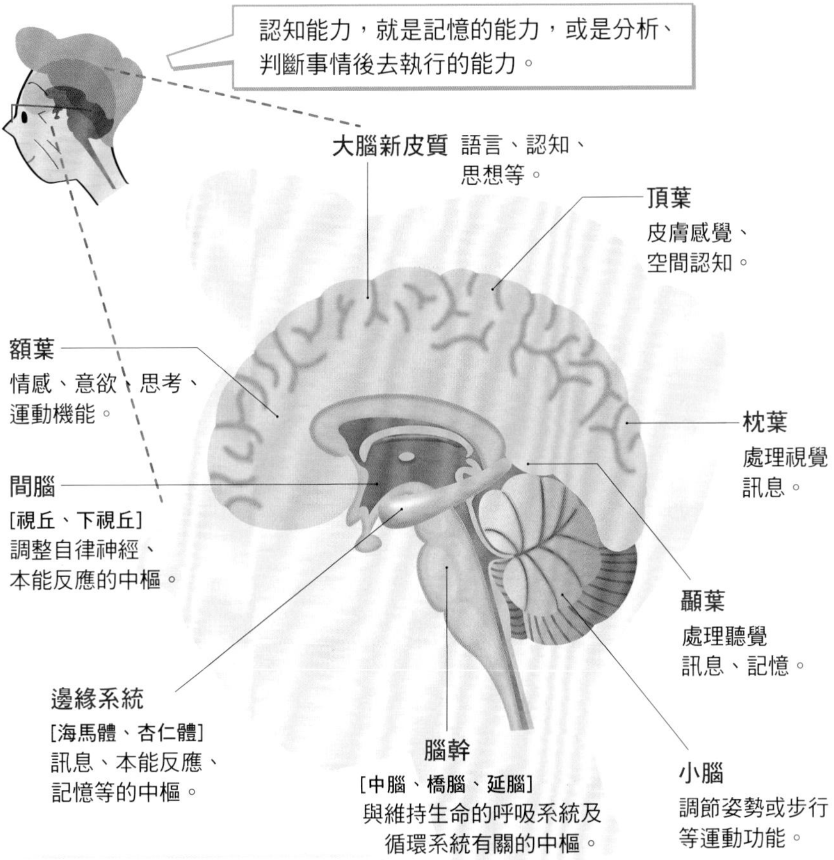
認知能力，就是記憶的能力，或是分析、判斷事情後去執行的能力。
大腦新皮質 語言、認知、思想等。
頂葉
皮膚感覺、空間認知。
額葉
情感、意欲、思考、運動機能。
枕葉
處理視覺訊息。
間腦
[視丘、下視丘]
調整自律神經、本能反應的中樞。
顳葉
處理聽覺訊息、記憶。
邊緣系統
[海馬體、杏仁體]
訊息、本能反應、記憶等的中樞。
腦幹
[中腦、橋腦、延腦]
與維持生命的呼吸系統及循環系統有關的中樞。
小腦
調節姿勢或步行等運動功能。

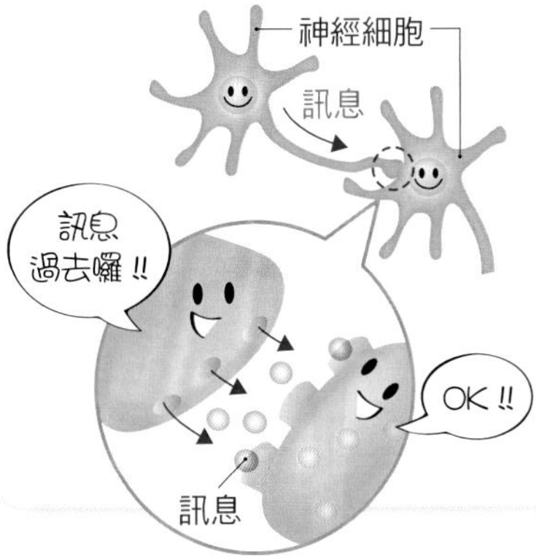
神經細胞
訊息
訊息過去囉!!
OK!!
訊息

掌握這些認知能力的是「神經細胞」。我們的行動，是透過這些神經細胞之間的訊息（記憶、分析、判斷等）交換來決定的。

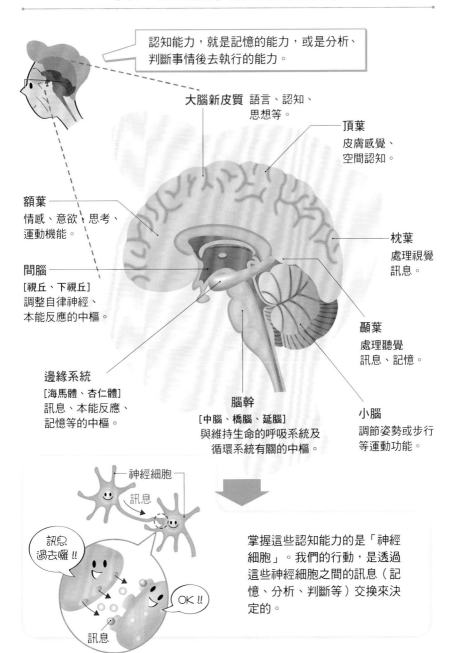

失智症的病程發展相當緩慢

到最後，會變得什麼都不知道也做不到

患者不會一被診斷為失智症，就突然忘記一切。失智症大致分為3個階段，病程會耗費數年慢慢地發展。

在剛發病的初期階段，首先記憶力會愈來愈差。在這個時期，患者本人也多會自覺到自己的健忘，而變得焦躁不安，有的人也會因此變得沒有幹勁，或是對很多事漠不關心。但由於還充分具備處理生活瑣事的能力，若有家人與周遭人的支持，還是可以過一般的正常日子。

到了中期，會發生就算看到牙刷也無法理解那是用來刷牙的東西、無法分辨可以吃和不能吃的東西、不知道廁所在哪裡等情形，因此生活上就會需要人照顧。此外，還會變得搞不清楚現在所處的場所或狀況，因為混亂、不安而變得暴力，或是出現幻覺、妄想，有時也可能有徘徊或失禁等行為。對家人而言，這或許可算是最為辛苦的時期。

病程發展到後期，患者會變得不知道吃飯、如廁、入浴或換衣服的順序，日常生活必須接受全面性的照護。言語溝通變得困難、不認得家人等情形，也是發生在這個時期。不過，患者本人也不知道自己已經一無所知，所以不安會減輕，情緒方面也有趨於穩定的傾向。

那麼，接下來我們就更詳細地看看失智症的症狀吧！

失智症的病程會耗費數年慢慢發展

失智症大致上可分為3個階段

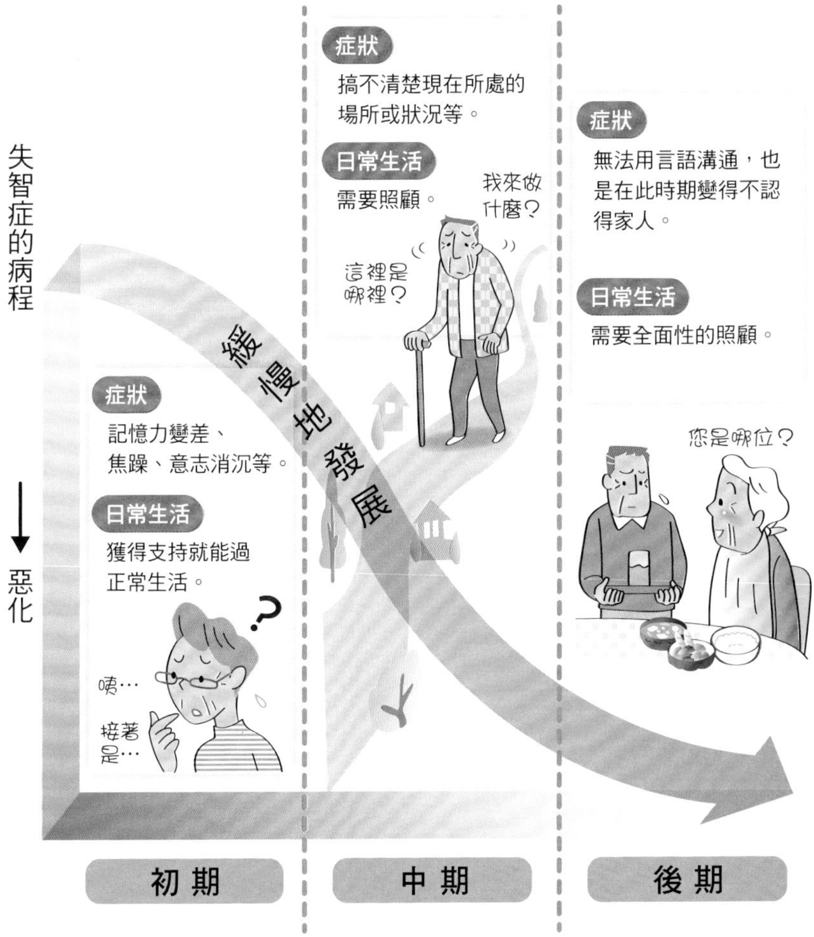
失智症的病程
惡化
緩慢地發展
症狀
記憶力變差、
焦躁、意志消沉等。
日常生活
獲得支持就能過
正常生活。
咦…
接著是…
症狀
搞不清楚現在所處的
場所或狀況等。
日常生活
需要照顧。
我來做什麼？
這裡是哪裡？
症狀
無法用言語溝通，也
是在此時期變得不認
得家人。
日常生活
需要全面性的照顧。
您是哪位？
初期
中期
後期

病程發展到最後，就會變得「什麼都不知道」、「什麼也做不到」!!

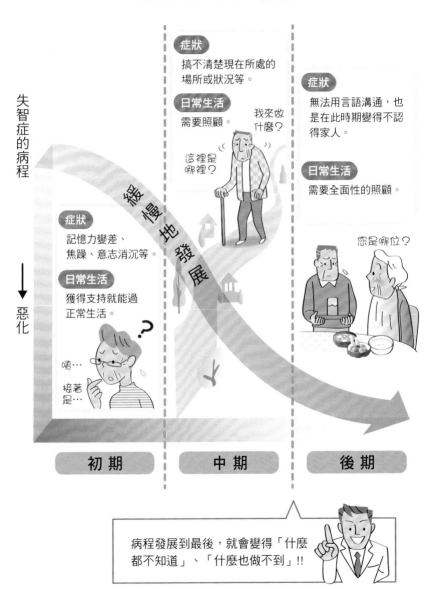

分為兩大類型的失智症症狀

核心症狀①——記憶障礙

失智症的症狀，有發病之後每個人共通的症狀，以及不盡相同的症狀。每個人都會表現出來的症狀，是被稱為「核心症狀」的認知功能障礙，有「記憶障礙」、「判斷力障礙」、「執行力障礙」「定向力障礙」、「失語」、「失用」、「失認」等，這些症狀是因大腦神經細胞遭受破壞而出現。

在上述症狀當中，一旦罹患失智症，最先出現的代表性症狀就是「記憶障礙」。儘管年紀大了，每個人難免都會忘東忘西，可是失智症的記憶障礙與年紀增長的健忘，在性質上截然不同。舉例來說，年紀增長的健忘，就算忘記在電話中約好的時間，也還會記得曾有電話打來；而失智症的情況，則是連曾有電話打來這件事都忘了。像這樣，把發生或經歷過的事情忘得一乾二淨，是失智症所引發的記憶障礙的特徵。

另外，根據內容的不同，記憶又可分為「情節記憶」（Episodic memory）、「語意記憶」（Semantic memory）及「程序性記憶」（Procedural memory）3大類。失智症首先會損害情節記憶，隨著病程發展，語意記憶也會逐漸衰退。程序性記憶較難受損，在病程進展到後期之前，多數人都還能保有一定程度的程序性記憶。

另一方面，也有以時間軸將記憶分類的方法，從數分鐘到數日之前的記憶為「短期記憶」，從數週到數十年前的記憶則為「長期記憶」。失智症初期較顯著的是短期記憶障礙，長期記憶往往比較能保存下來，但若病程持續發展，長期記憶也會慢慢被遺忘。

記憶的分類與失智症的「記憶障礙」

依內容分類

[情節記憶]

以個人經驗或社會上發生的事情為基礎的記憶。

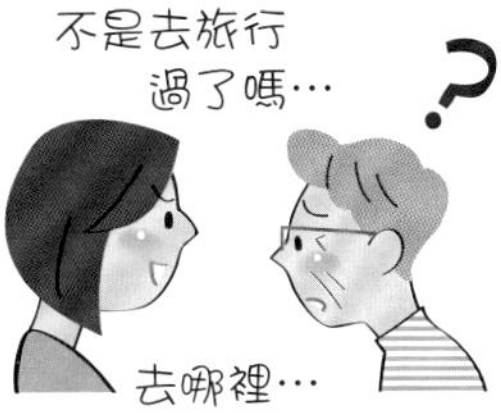

從失智症的早期階段就容易受損

[語意記憶]

言語的意思或常識等等，透過學習而來的知識。

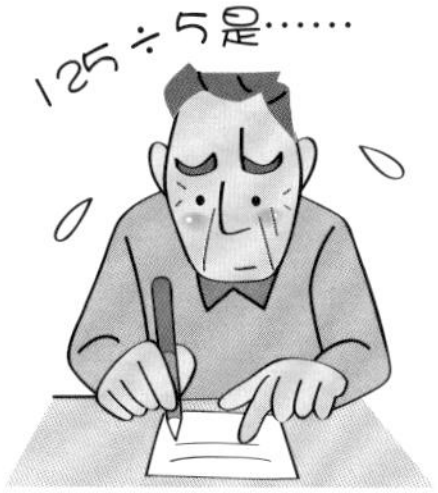

隨著失智症病程的發展而逐漸受損

[程序性記憶]

騎自行車、游泳、洗澡或刷牙的步驟等，靠身體記住的事。

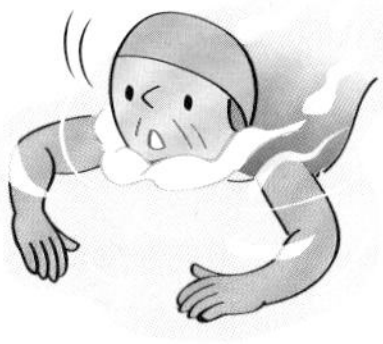

即使失智症發病，多數人還是能夠保有這些記憶

依時間軸分類

[短期記憶（數分鐘～數日前的記憶）障礙]

無法記住新事物，剛剛才發生過的事馬上就忘了，愈來愈常想不起來把東西收在哪裡，或是不斷詢問相同的事，都是出自短期記憶障礙。

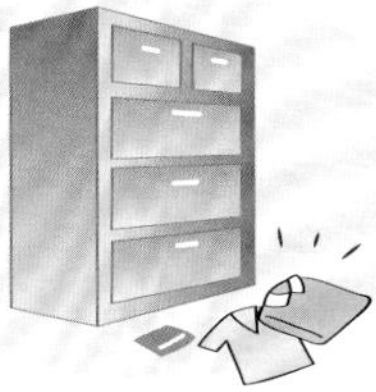

[長期記憶（數週～數十年前的記憶）障礙]

除了自己的出生年月日、出身地、以前的職業或應該知道的好友的消息之外，像是歷任總統的名字或國慶日是幾月幾號這種常識性的知識也會忘記。

核心症狀②——判斷力、執行力、定向力障礙

「判斷力障礙」是指理解並掌握狀況、有條理地思考，或判斷真偽、善惡、可否等能力變差。由於思考速度衰退，不管做什麼都很費事，要花很多時間。同時做菜和洗衣服這種並行作業也會變得很困難。

舉例來說，做菜的時候若有電話打來，就會忘記還在燒菜，有時會使鍋子燒焦；即使看到早就過期的食物，也無法做出「說不定已經壞了，不要吃了吧！」的判斷，可能會吃下腐敗的東西。此外，也會有被惡劣的上門推銷或匯款詐騙欺騙之虞，必須多加注意。

「執行力障礙」是指擬定計畫、按照程序、掌握狀況進行某件事的執行能力衰退。執行能力若受到損害，以往做起來毫無困難的家事或工作就會常常做錯。

舉例來說，原本擅長做菜的人，首先，他所做的料理味道會改變（變得不太好吃），接著，把菜煮焦或半生不熟的情況也變多，最後甚至不再下廚（變得不會煮）。有時會連興趣或每天必做的事情都不再做了。

「定向力障礙」則是指辨識時間、場所或人物的能力衰退。倘若定向力受到損害，就會不知道今天是何年何月何日、現在是什麼季節、所處的場所是哪裡、對方是誰，因此可能做出不符合場合、失當的言行舉止。

比方說，在盛夏穿毛衣，或是把很久以前的事說得像昨天剛發生過一樣。另外，會在住家附近迷路，以及明明在自己家裡，卻說「我要回家」然後走出家門等等，這些都是定向力障礙所引起的現象。

認知能力受損所引發的3種障礙

1 判斷力障礙

思考會花很多時間與工夫，無法同時做兩件事。

例 做菜時若接到電話，就會忘記正在燒菜。

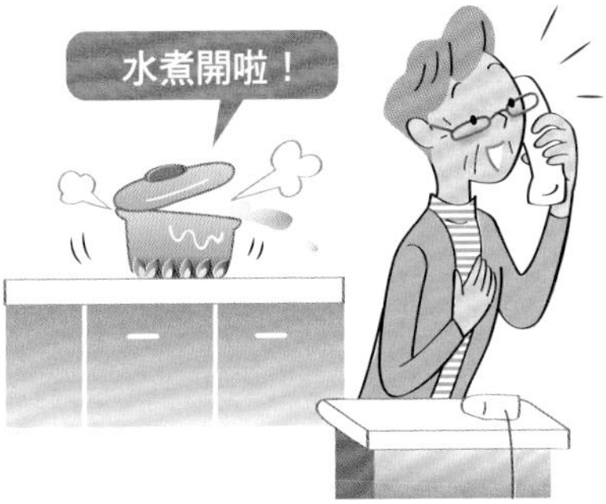

2 執行力障礙

無法擬定計畫、思考程序之後採取行動。

例 做的飯菜和以往不同（味道改變）、興趣或每天必做的事都不再做了。

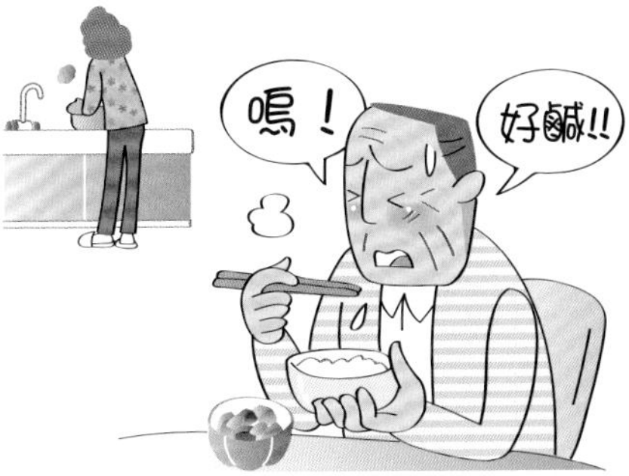

3 定向力障礙

辨識時間、場所或人物的能力衰退。

例 會出現明明在自己家裡，卻說「我要回家」然後走出家門等行為。此外，也可能會在夏天穿冬天的毛衣，或是將很久以前的事說得像昨天剛發生過一樣。

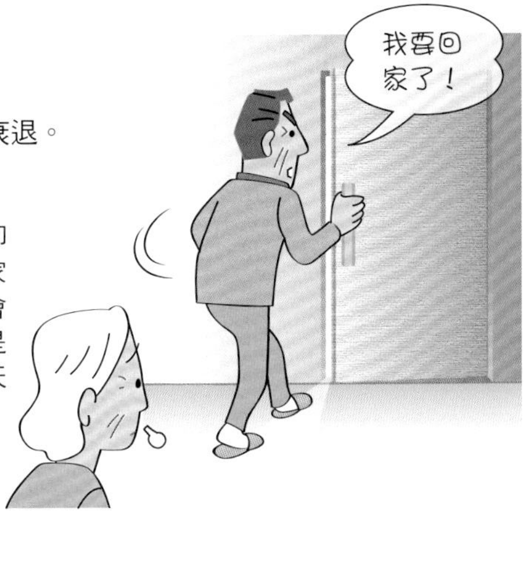

核心症狀③——失語、失認、失用

失智症的核心症狀還包括「失語」、「失認」和「失用」，這些症狀也使得患者難以自立生活。

首先，「失語」指的是在對話或使用詞彙上發生困難。失智症的失語大致分為「運動型失語」及「感覺型失語」。運動型失語是因無法正確發出聲音所引發的症狀，患者可以理解對方說的話，自己的腦海中也浮現出想說的話，卻無法化為言語正確地說出來。除了說話次數減少，講話結結巴巴之外，也會因為沒辦法把話講好而變得焦躁易怒。

另一方面，感覺型失語是無法理解對方的話語或用詞，而且話雖講得很流暢，但常常說錯，對話變得很混亂。說錯話的情況更嚴重時，甚至會把「手錶」講成「朽飄」，「櫻花」講成「一拔」，一直說出聽起來完全沒有意義的話語。

「失認」指的是不認得原本應該知道的事物，分成好幾種類型。「物體失認」是即使看到鉛筆也不認得，不知道眼前所見到的事物是什麼；就算看到人的長相也不認得是誰的是「相貌失認」，有時甚至會認不出孩子或孫子的長相；除了這些以外，還有分不清空間位置關係的「視空間失認」，以及無法理解整體現況的「同時失認」等等。

「失用」則是雖然手腳沒有麻痺，卻無法做出簡單的日常動作。除了會前後穿反、或把腳穿進上衣的袖子裡，使穿衣服變得困難的「穿衣失用」之外，還有變得不知道如何使用牙刷或筷子的「觀念性失用」*等等。

用語解說　觀念性失用　觀念指的是對事物的想法或意識。當無意識時能做到的事情，一旦在有意識下就會辦不到，這樣的症狀就稱為觀念性失用。

使日常生活發生困難的「失語」、「失認」和「失用」

失語　無法順利對話或使用詞彙

運動型失語

無法順利發出聲音。

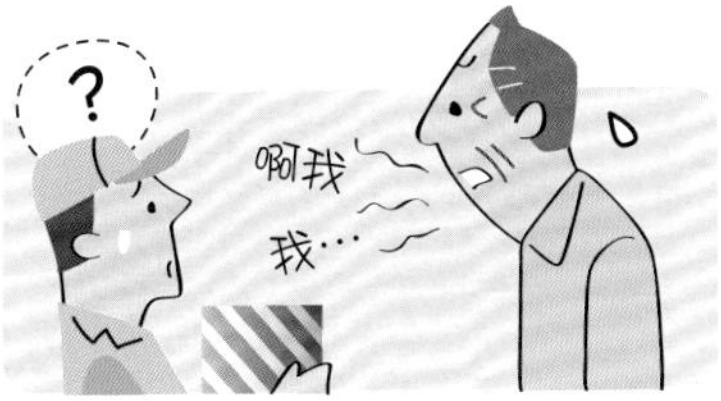

感覺型失語

無法理解對方所說的話語或用詞。常常說錯，使對話變得很混亂。

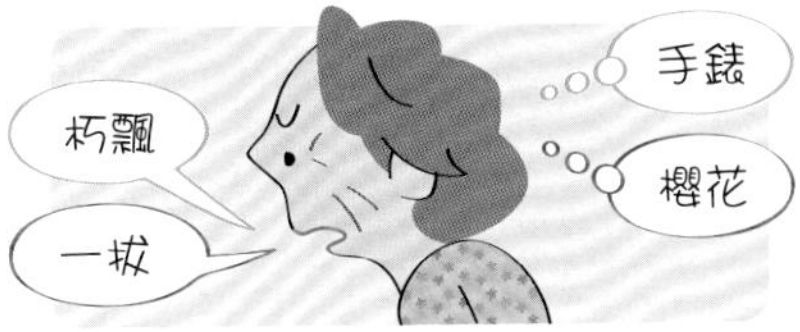

失認　不認得原本應該知道的事物

物體失認

不知道眼前所見到的事物是什麼。

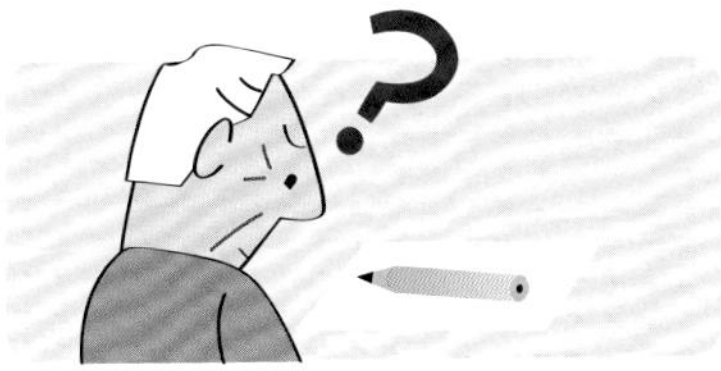

相貌失認

看到人的長相也不認得是誰。

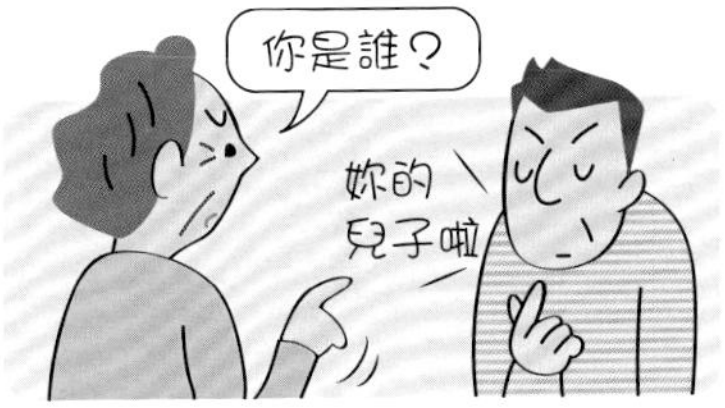

失用　無法做好日常動作或忘記物品的使用方法

穿衣失用

會把衣服前後穿反，或把腳穿進上衣的袖子裡等等。

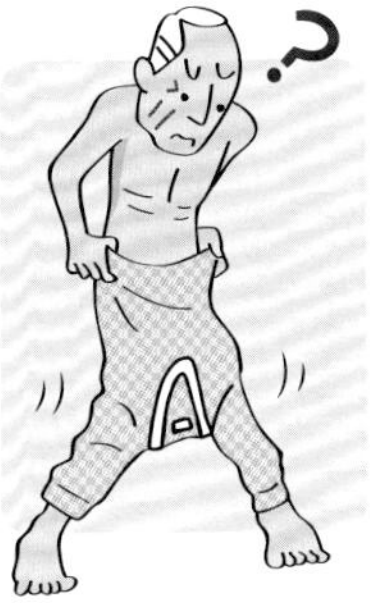

觀念性失用

變得不會使用牙刷或筷子之類平時常用的物品。

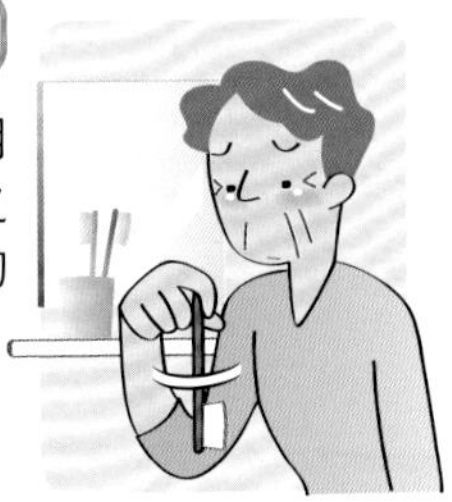

周邊症狀（BPSD）

說「媳婦偷走我的錢包」並吵鬧（妄想）、突然外出散步然後迷路、被警察帶回警局（徘徊）、玩自己的排洩物或抹在牆上（玩糞）等等……說到失智症，諸如此類的問題行為很容易被放大。這些症狀統稱為「周邊症狀」*（BPSD）。

周邊症狀是以核心症狀為基礎，由患者原本的個性、經驗、生活經歷、生活環境、人際關係、當時的身體狀況或心理狀態等因素，複雜地交互影響所產生的症狀，因此表現方式因人而異，有的人會強烈表現出多種症狀，也有幾乎不會出現問題行為的人。

失智症初期容易表現出來的，是憂鬱、消極、漠不關心、睡眠障礙等現象。另外，有時也會出現幻覺或妄想。在初期時，患者往往對健忘的情況也有所自覺，一般認為，這些症狀會造成患者心靈上的不安、焦躁或混亂。

病程繼續發展下去，身體的感覺可能會變得遲鈍，許多人開始尿失禁，也或許出現本頁開頭所說的玩糞或徘徊等行為。除了這些以外，有時也會因為搞不清楚狀況、做事不順利、事情不如意而生氣，進而變得暴力。

出現這些周邊症狀，對家人來說很辛苦，會帶來沉重的負擔，這是顯而易見的。不過，由於周邊症狀是由核心症狀的混亂與不安所衍生出來的，所以只要能夠妥善處理好，就可以預防症狀再次出現，或使症狀緩和下來。第4章中有周邊症狀的應對方法，敬請參考。

接下來，將解說失智症的致病原因。

用語解說 BPSD　「Behavioral（行為上）and Psychological（心理上）Symptoms（症狀）of Dementia（失智症）」的縮寫，是失智症會出現的行為與心理症狀。

以核心症狀為基礎所引發的周邊症狀

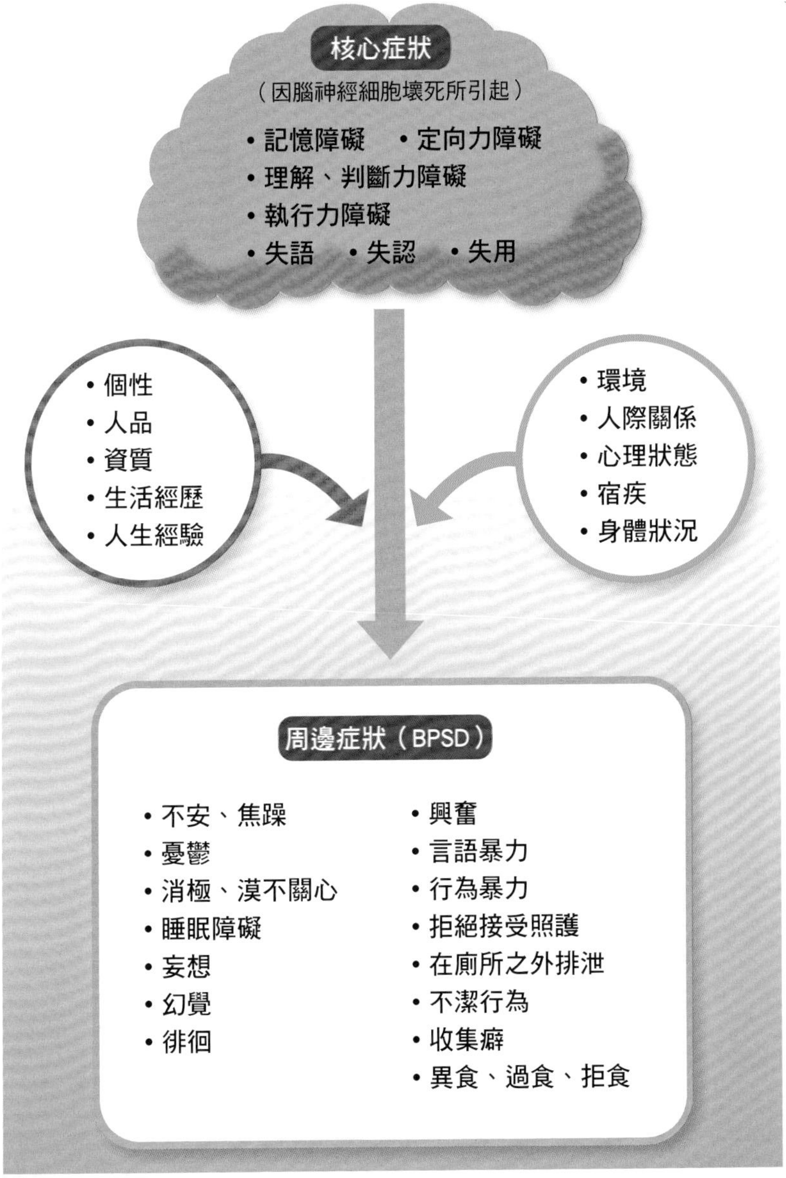
核心症狀
（因腦神經細胞壞死所引起）
• 記憶障礙 • 定向力障礙
• 理解、判斷力障礙
• 執行力障礙
• 失語 • 失認 • 失用
• 個性
• 人品
• 資質
• 生活經歷
• 人生經驗
• 環境
• 人際關係
• 心理狀態
• 宿疾
• 身體狀況
周邊症狀（BPSD）
• 不安、焦躁
• 憂鬱
• 消極、漠不關心
• 睡眠障礙
• 妄想
• 幻覺
• 徘徊
• 興奮
• 言語暴力
• 行為暴力
• 拒絕接受照護
• 在廁所之外排泄
• 不潔行為
• 收集癖
• 異食、過食、拒食

失智症的致病原因

引發失智症的原因很多

在醫學上，引發失智症的原因據說超過70種。許多失智症是起因於大腦本身的損害，不過也有因大腦以外的疾病所造成的失智症。

佔了日本失智症發生原因大半數的，是「阿茲海默症」、「腦血管病變」、「路易氏體病」、「額顳葉退化症」4種。這些疾病所引起的失智症，分別稱為「阿茲海默型失智症」、「血管性失智症」、「路易氏體失智症」，由額顳葉退化症引起的失智症則分為「額顳葉型失智症」、「語意型失智症」、「進行性非流暢型失語症」3種。

目前以阿茲海默型失智症最多，佔了失智症總體約半數，且病例正不斷攀升中。過去人數僅次於阿茲海默型失智症的血管性失智症，雖然因為生活習慣病的預防等因素而有減少的趨勢，但阿茲海默型失智症與血管性失智症的混合類型卻有很多。

近年來患者人數上升的是路易氏體失智症。路易氏體失智症是1996年確立診斷基準的失智症，一般認為，以往被診斷為阿茲海默型失智症的患者之中，其實也包含了路易氏體失智症，預測今後罹病人數還會繼續增加。

額顳葉退化症主要會造成3種失智症，人數特別多的是人格會產生變化的額顳葉型失智症。

那麼，接下來就讓我們更詳細地了解這4種主要的失智症吧！

主要的失智症類型

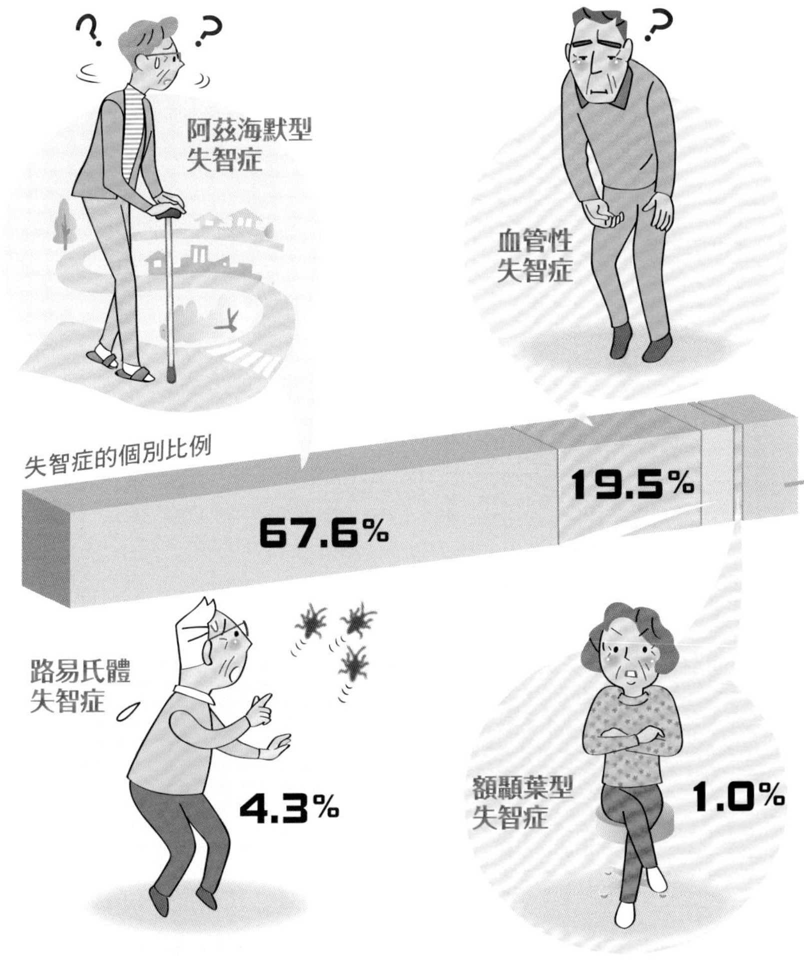

其他的失智症 7.6%

- 由腦部疾病或外傷引起：慢性硬腦膜下血腫、腦瘤、常壓性水腦症等。
- 由感染症引起：庫賈氏病、愛滋腦病變。
- 由內分泌、代謝性疾病引起：甲狀腺功能低下症、低血糖。
- 由其他因素引起：如酒精中毒、藥物中毒、維生素（B1或B12等）缺乏症等等。

※出自朝田隆　厚生勞働科學研究補助金（失智症對策綜合研究事業）綜合研究報告書「都市的失智症普及率與失智症的生活功能障礙應對」2013

何謂阿茲海默型失智症？

造成阿茲海默型失智症的阿茲海默症，是在1906年由德國精神科醫師阿茲海默發現並發表的疾病，年紀愈大罹患的風險愈高，且女性患者比男性多，然而，最根本的發病原因與治療方法，至今仍不清楚。

不過，目前已知阿茲海默症患者的腦內，會發生幾個特有的病變。

首先，大腦會以掌管記憶的海馬迴為中心，整體出現顯著萎縮。即使是健康的人，年紀變大後大腦也會一點一點地萎縮，不過阿茲海默症的萎縮是病態的。由於腦神經細胞比平常的「老化」更迅速地變性與壞死，大腦整體會變得空蕩蕩的（參考下頁）。

經過更詳細地檢查，可以發現阿茲海默症患者的腦內，有許多被稱為「老人斑」的斑點。老人斑的真面目是「β澱粉樣蛋白*」（Beta-amyloid）這種特殊蛋白質。接著，在腦神經細胞裡，會堆積一種叫做「神經纖維糾結」的線團狀物質，此物質其實是一種磷酸化的特殊蛋白質「Tau蛋白」。不管是β澱粉樣蛋白還是Tau蛋白，老了之後每個人都會有，但阿茲海默症患者則是異常地蓄積。而且，目前已經得知，這兩種病變與腦神經細胞的變性和壞死有著很深的關聯。

阿茲海默症會耗費以十年為單位的漫長時間製造老人斑，之後再花10～20年左右產生神經纖維糾結。也就是說，一般認為，等β澱粉樣蛋白堆積到一定程度，就會像打開開關一樣，開始蓄積Tau蛋白。不過詳細的構成機制，至今仍未查明。

用語解說　β澱粉樣蛋白　腦內產生的老廢物質，本來應被分解並從腦部排出，但在阿茲海默症患者的腦內，可以發現這種物質異常堆積所形成的「老人斑」。

阿茲海默症患者的腦內會發生什麼變化？

患者的腦內，會發生「特有的病變」。

阿茲海默型失智症

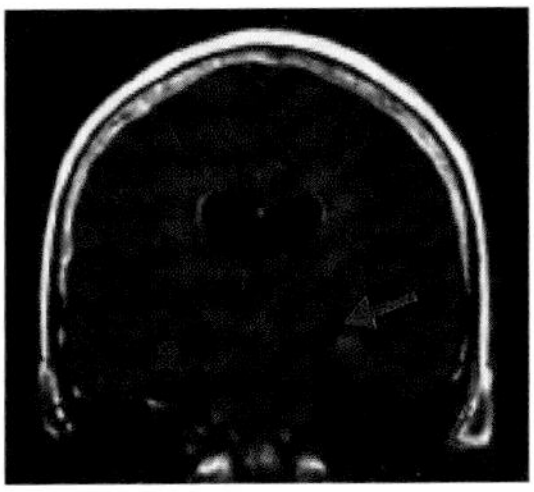

以掌管記憶的「海馬迴」為中心，大腦整體萎縮。

健康的腦

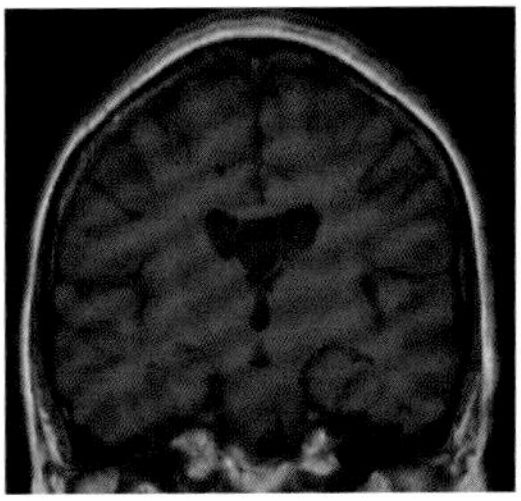

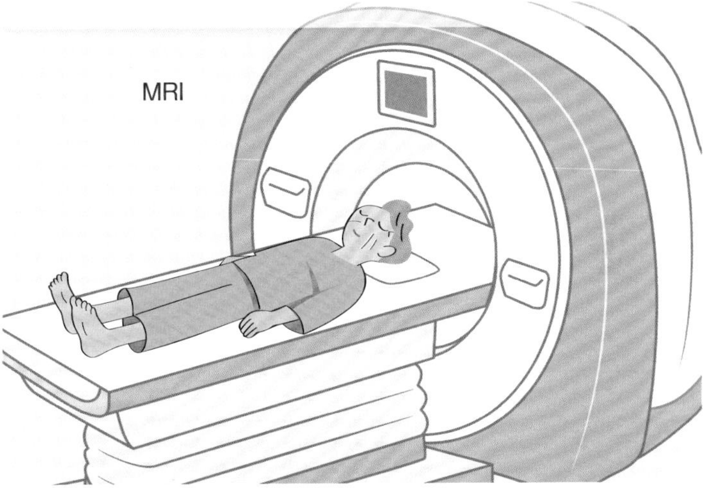

阿茲海默症會耗費以十年為單位的漫長時間製造老人斑，之後再花10～20年左右產生神經纖維糾結。目前已經得知，這兩種病變與腦神經細胞的變性和壞死有很深的關聯。

阿茲海默型失智症的病程發展

阿茲海默型失智症沒有明確的發病時期，健忘的情況會在不知不覺間變得很嚴重，接著經過被稱為失智症早期階段的輕度認知功能障礙（MCI*），失智症就發病了。

失智症發病後，會經過初期（輕度）、中期（中度）和後期（重度）等階段，緩慢但確實地發展。

初期較顯著的，還是記憶障礙的部分。失智症特有的健忘現象會頻繁地發生，像是「忘記幾分鐘前的事」、「發生過或經歷過的事忘得一乾二淨」等等，但另一方面卻仍然記得以前的事。

周邊症狀除了憂鬱、消極、不安之外，常常忘記收好東西、出現「妄想東西被偷」等情況，也多發生在這個時期。不過，由於日常生活還能自己打點，若有家屬或周遭人的支援，或許仍可過自立的生活。這樣的狀態，大約會持續2～3年。

中期時，幻覺、妄想或徘徊等問題行為會變多，不只患者本人，家人也會因此陷入混亂與困惑。這個時期的核心症狀是，不只不久前的事想不起來，連以前的事也記不得了，還有無法分辨時間、場所、季節等現象，認知功能開始顯著地衰退，因此在日常生活中需要適當的照顧。中期最短也會持續4～5年，接著進入後期。

到了後期，穿衣、洗澡、吃飯或上廁所等，日常生活中大大小小的事都需要全面性的照護。患者會變得無法對話、不認識家人，認知功能明顯衰退，但很多人的妄想或徘徊等周邊症狀反而好了；另一方面，由於大腦萎縮，運動能力也會衰退，步行變得困難，最後會臥床不起。

用語解說 MCI　「Mild（輕度）Cognitive（認知）Impairment（障礙）」的縮寫。雖然非正常狀態，但也不是失智症，是數年後可能轉變為失智症的狀態。

逐步且緩慢發展的阿茲海默型失智症

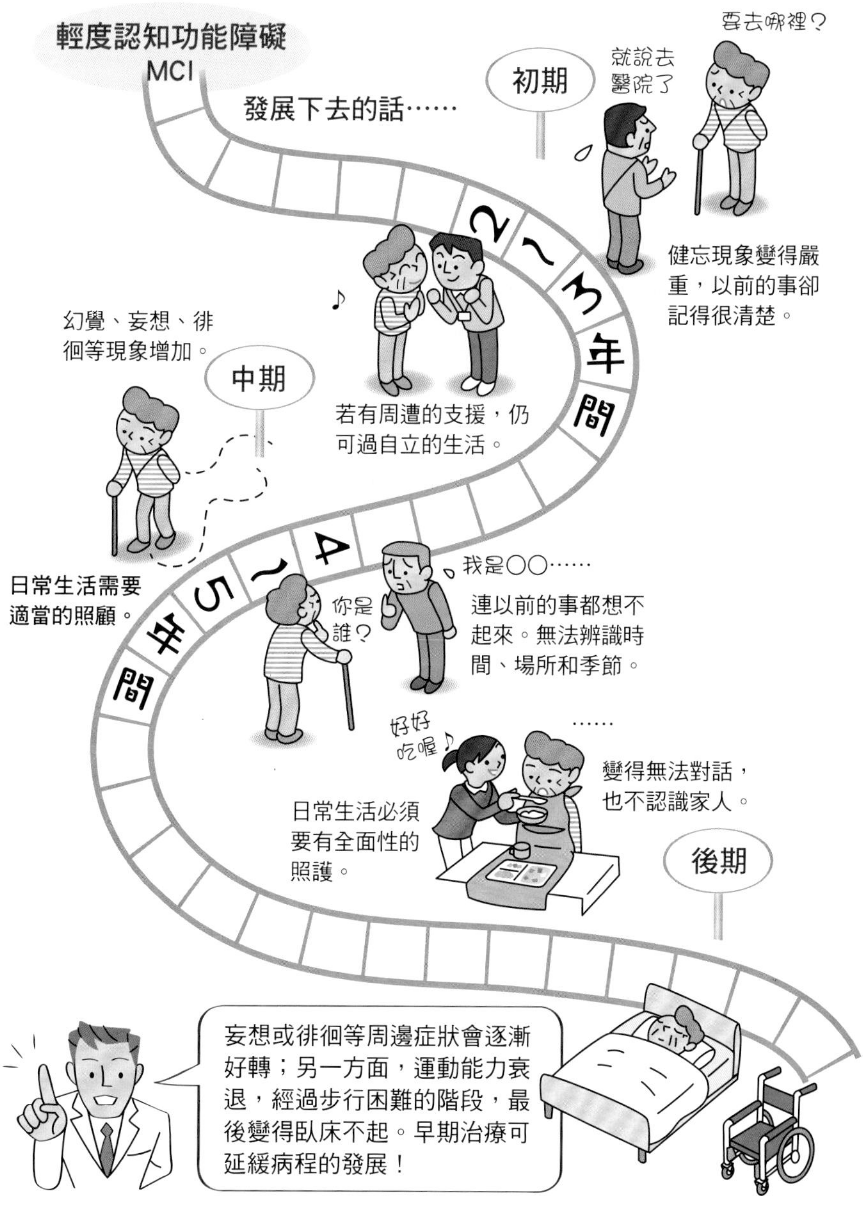
輕度認知功能障礙
MCI
發展下去的話……
初期
就說去醫院了
要去哪裡？
健忘現象變得嚴重，以前的事卻記得很清楚。
2～3年間
若有周遭的支援，仍可過自立的生活。
幻覺、妄想、徘徊等現象增加。
中期
日常生活需要適當的照顧。
4～5年間
你是誰？
我是〇〇……
連以前的事都想不起來。無法辨識時間、場所和季節。
好好吃喔♪
……
變得無法對話，也不認識家人。
日常生活必須要有全面性的照護。
後期
妄想或徘徊等周邊症狀會逐漸好轉；另一方面，運動能力衰退，經過步行困難的階段，最後變得臥床不起。早期治療可延緩病程的發展！

何謂血管性失智症？

引起血管性失智症的原因是腦血管病變。腦血管病變指的是腦血管阻塞或破裂，使大腦的運作產生障礙的現象。

引起失智症最具代表性的腦血管病變，就是所謂的腦中風。腦中風包括腦部血管阻塞的「腦梗塞」，以及腦部血管破裂出血的「腦出血」、「蜘蛛網膜下腔出血」。

腦梗塞是因腦部動脈硬化使血管變窄，或是因被稱為血栓的血塊阻塞血管所引發的。另外，在心臟等腦部以外的地方產生的血栓，會順著血流到達腦部，有時腦血管也會因此而阻塞。不論哪一種，都是血管阻塞以致血流不順，使腦神經細胞陷入氧氣不足與營養不足的情況，進而造成功能衰退或壞死的現象。

腦出血則是因腦動脈硬化或高血壓的情況長時間持續，以致腦血管變得脆弱而破裂出血。流出的血液會形成被稱為血腫的血塊，這種血塊會壓迫大腦，破壞被壓迫處的神經細胞。

此外，大腦由外到內覆蓋了硬腦膜、蜘蛛網膜、軟腦膜這3層薄膜，在蜘蛛網膜下腔引起的出血，稱為蜘蛛網膜下腔出血，會在蜘蛛網膜與軟腦膜之間的空隙形成血腫，壓迫並破壞神經細胞。

一般說來，這些腦中風的特徵是最初發病時會伴隨劇烈的頭痛，可實際上，因患者本人也沒有察覺到的小型腦梗塞反覆發生，進而引發失智症的情況也不少。總之，腦梗塞或腦出血的主要原因，是動脈硬化、高血壓、高脂血症*及糖尿病等「生活習慣病」。相對於原因不明的阿茲海默型失智症，血管性失智症可說是能夠預防的失智症。

用語解說　高脂血症　指的是血液中，膽固醇或中性脂肪過多的狀態，亦稱為高脂蛋白血症。

引起失智症的3種腦血管問題

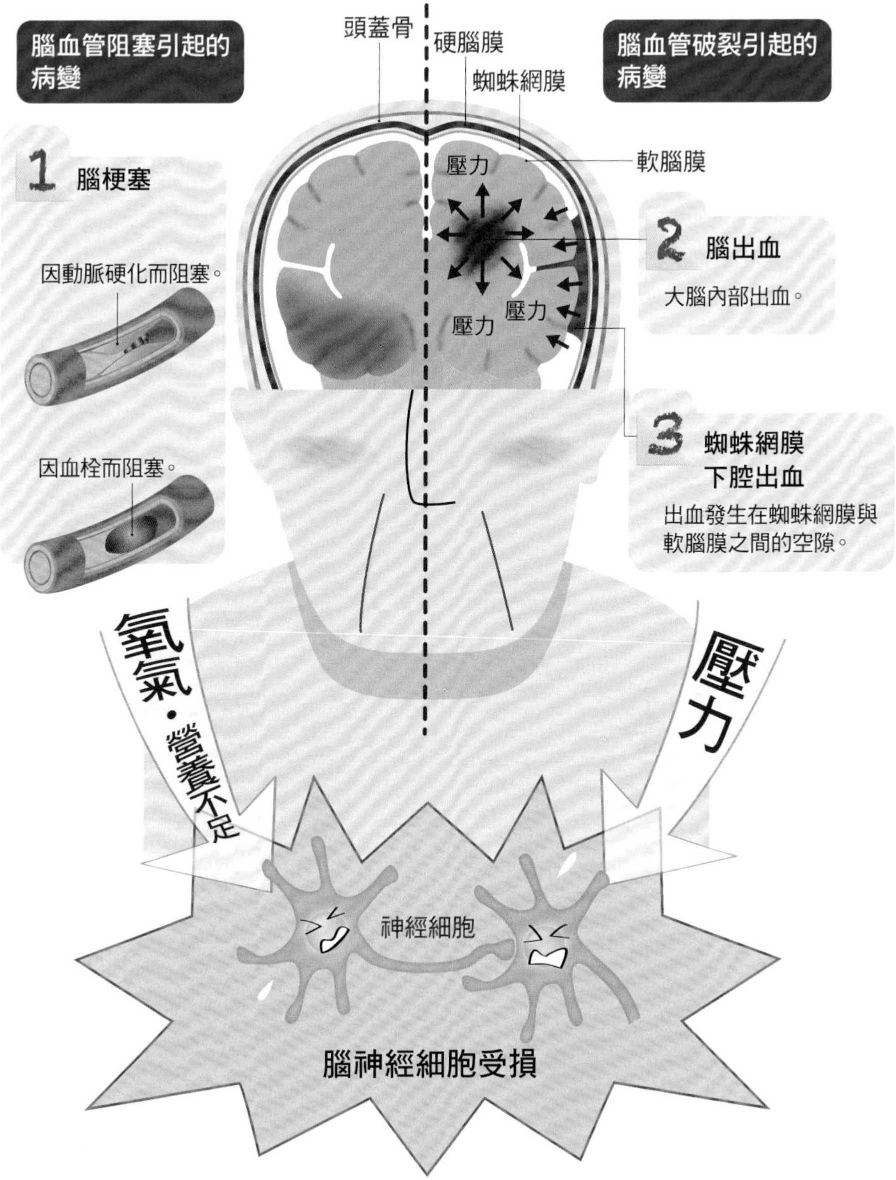
腦血管阻塞引起的病變
1 腦梗塞
因動脈硬化而阻塞。
因血栓而阻塞。
頭蓋骨
硬腦膜
蜘蛛網膜
軟腦膜
壓力
壓力
壓力
腦血管破裂引起的病變
2 腦出血
大腦內部出血。
3 蜘蛛網膜下腔出血
出血發生在蜘蛛網膜與軟腦膜之間的空隙。
氧氣・營養不足
壓力
神經細胞
腦神經細胞受損

血管性失智症的病程發展

由於血管性失智症是以腦中風發作為導火線而突然發病，發病時期較為明確。然而，若是小型腦梗塞反覆發生所導致的情況，由於病情惡化緩慢，發病時間較不明確。不論哪一種，比起健忘，似乎較多人會出現消極被動、漠不關心等現象。

血管性失智症的症狀會因腦部受損部位而異，常見的是「執行力障礙」，會發生安排工作程序的能力變差、迷路的狀況變多、不會用電視或冷氣的遙控器、不懂做菜的步驟等情況；在精神方面，會突然因為小事而哭或生氣，這種變得無法控制情緒的「情感失禁」也很常見。

此外，不像阿茲海默型失智症是認知功能整體衰退，血管性失智症是大腦局部受損，因此起初只有受損部位的功能衰退，出現像是「雖然變得不會使用電視或冷氣的遙控器，但判斷力和理解力還很清楚」、「記憶力沒有變得特別差，卻抓不到煮飯或洗衣服的要領」等情況。由於認知功能受到的損害是班駁零散的，血管性失智症也被稱為「間隙性失智症」。

這些症狀會以一日～數日的周期發生變動，這也是血管性失智症的特徵，患者有時很可靠，有時則茫然且反應遲鈍。

相對於阿茲海默型失智症的漸進式發展，血管性失智症的病程發展形式，則是在每次發病之中呈現階段性地惡化，因此在早期給予適當治療或進行復健來預防發病，就有抑制症狀惡化的可能性。

呈階段性惡化的血管性失智症

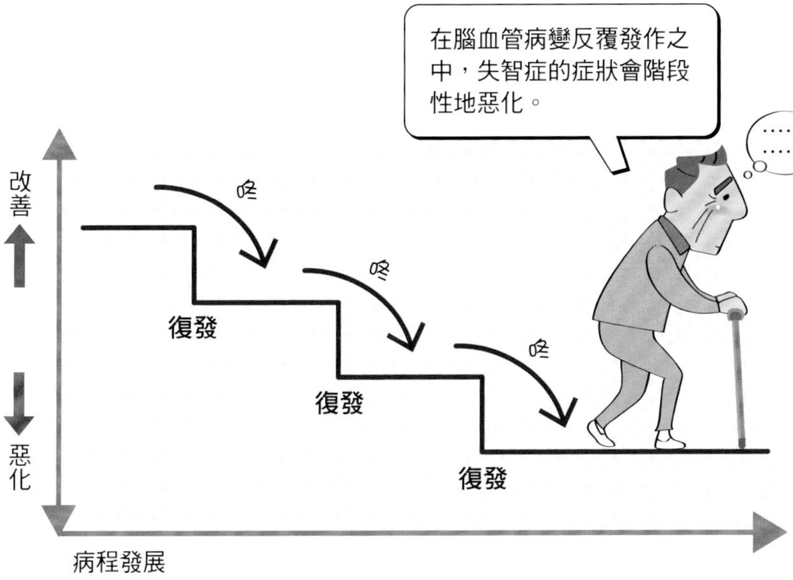

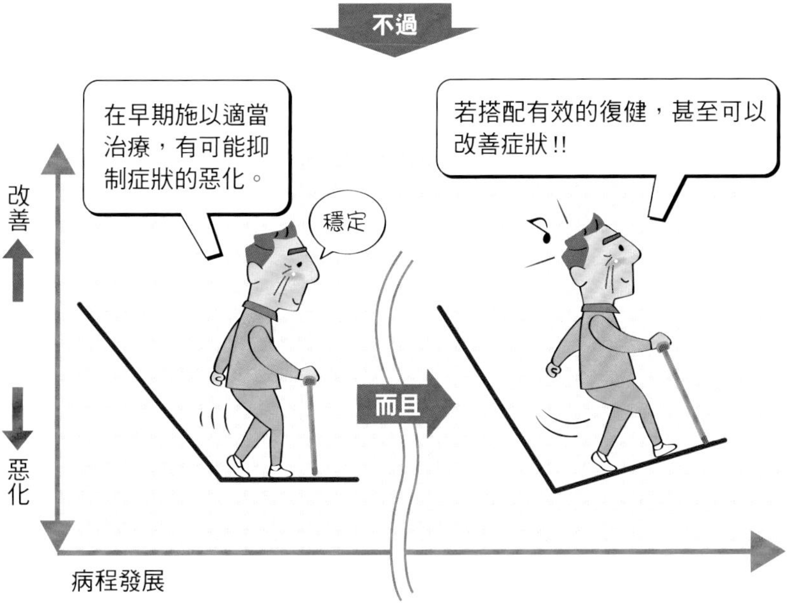

何謂路易氏體失智症？

路易氏體失智症是1996年確立診斷基準的失智症。以前常與阿茲海默型失智症與血管性失智症混淆，近年來隨著大家對它的認識變深，確診數也增加，成為受到矚目的第三種失智症。

路易氏體失智症的病因「路易氏體」，是一種叫做「α-突觸核蛋白」*（Alpha synuclein）的特殊蛋白質團塊，在距今約100年前，於巴金森氏症患者的腦中被發現。巴金森氏症患者會在大腦的「腦幹」出現許多路易氏體，產生肌肉僵硬、步行困難、手抖等典型的巴金森氏症症狀。隨後超過半個世紀，路易氏體都被當作只出現在腦幹、巴金森氏症特有的物質。後來，人們終於明瞭路易氏體不只會出現在腦幹，也會出現在掌管認知功能的大腦皮質，於是將這種疾病命名為「路易氏體失智症」。

不過，要等到病程發展到一定程度，才會出現以健忘為主的典型認知能力衰退症狀。初期的代表性症狀是「幻視」，路易氏體失智症的幻視相當具體且真實，例如，「有3個陌生人在臥室胡鬧」、「有個穿粉紅色衣服的小孩坐在客廳裡」等等，而且有的人還會伴隨被害妄想或憂鬱症狀。此外，由於路易氏體也會沉積在腦幹，亦會出現許多巴金森氏症的症狀。

這些症狀是變動的，患者的狀況時好時壞。一般說來，病程的發展較快。

用語解說　α-突觸核蛋白　是一種溶入腦神經細胞內的蛋白質，可調節神經傳導物質的分泌量。

路易氏體失智症的特徵是「幻視」與「巴金森氏症症狀」

「路易氏體」是一種叫做α-突觸核蛋白的特殊蛋白質團塊。

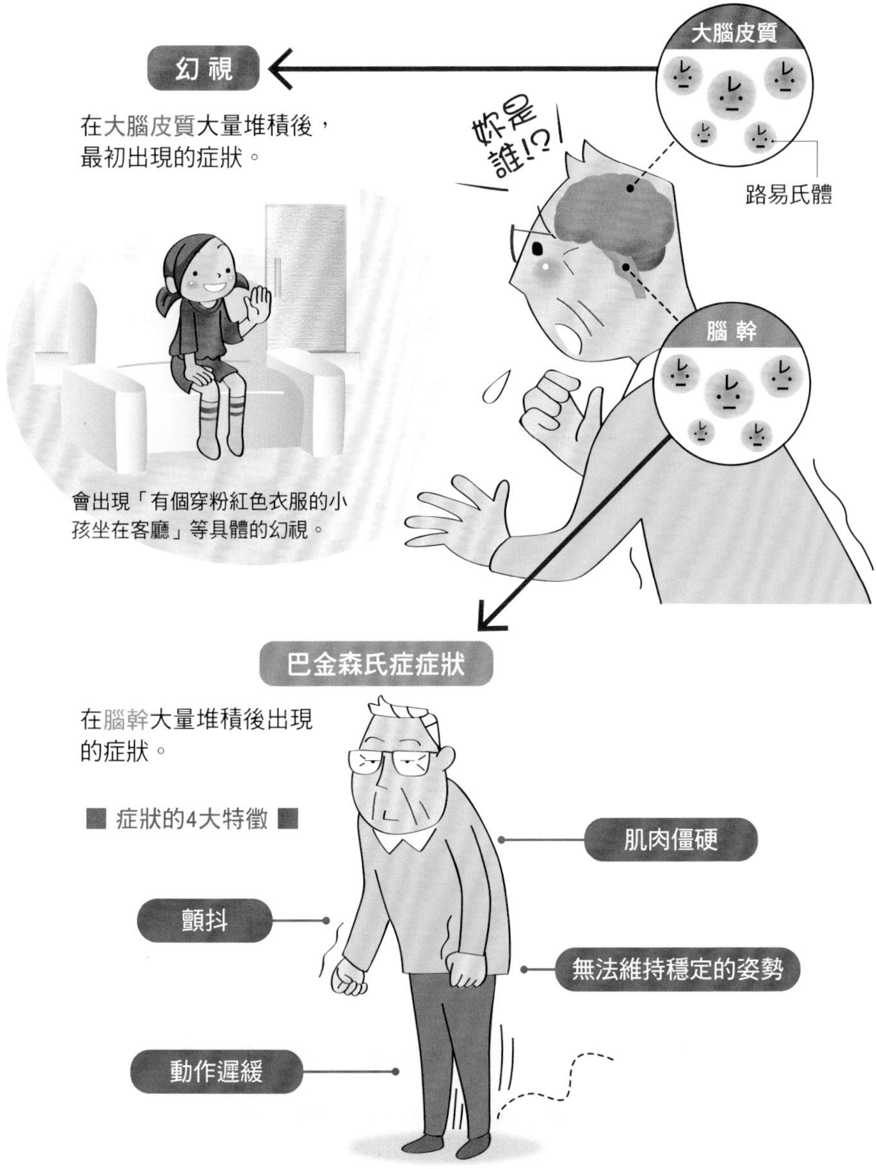
大腦皮質
幻 視
在大腦皮質大量堆積後，
最初出現的症狀。
妳是誰!?
路易氏體
腦 幹
會出現「有個穿粉紅色衣服的小孩坐在客廳」等具體的幻視。
巴金森氏症症狀
在腦幹大量堆積後出現的症狀。
■ 症狀的4大特徵 ■
肌肉僵硬
顫抖
無法維持穩定的姿勢
動作遲緩

何謂額顳葉型失智症？

大腦的額葉與顳葉受損所引發的失智症，統稱為「額顳葉退化症」（FTLD），分為「額顳葉型失智症」、「語意型失智症*」、「進行性非流暢型失語症*」3種，其中最常見的是額顳葉型失智症。

額葉是掌管所謂「人性」的領域，像是控制情感、為了能理性行動而擬定計畫並執行等；另外，顳葉掌管的則是理解語言或事物的「知性」。額顳葉型失智症是這些部位受到損害，因此人格與行為會產生顯著的變化。

說到失智症的症狀，一般大概會先想到健忘，但額顳葉型失智症其實不太會出現健忘的情形，而是會因為「人性」或「知性」發生障礙，做出無視社會規範的舉動。

例如，會光明正大地順手牽羊或性騷擾，就算被店員勸告或被警察逮捕，患者本人非但絲毫沒有罪惡感，也不會反省。還會毫不在乎地闖紅燈，或在地位較高的人面前表現出傲慢的態度。此外，也無法依序排隊，遭人勸告還會發火。

重複做同樣的事也是代表症狀之一。雖說是重複行為，可是和「因為忘記問過而不斷重複問同一件事」不同，是像鸚鵡一樣重複對方的話，或是單純無意義地重複說同一句話，有的人會出現每天在同一時間、同樣路線散步的「周遊行為」（Roaming），也會有只想吃相同食物、只煮同一種菜的情況。

病程進展較快者，從發病開始平均經過6年就會變成重度，認知功能與身體功能皆會衰退，也有人甚至會衰弱至死。

用語解說
語意型失智症　變得不明白事物或話語的意思，無法對話溝通。
進行性非流暢型失語症　雖然明白話語的意思，但說話變得不流暢。

改變人格的額顳葉型失智症

大腦額葉與顳葉受損所引起的失智症，統稱為「額顳葉退化症」（FTLD）。

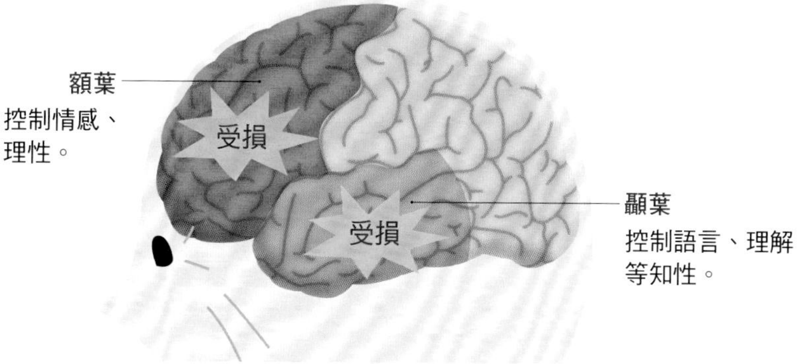
額葉
控制情感、理性。
受損
受損
顳葉
控制語言、理解等知性。

代表症狀主要有
3種

1 無視社會規範

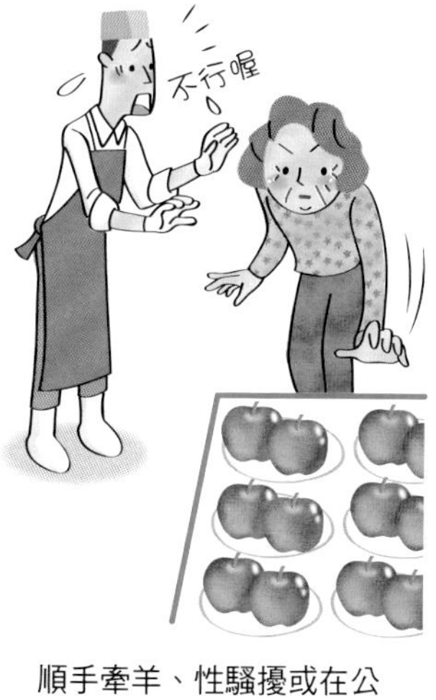
不行喔

順手牽羊、性騷擾或在公共場所大聲喧嘩等。

2 像鸚鵡一樣重複對方的話

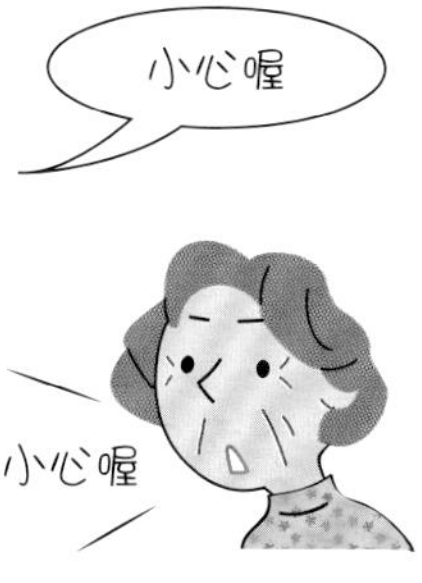
小心喔
小心喔

說出一樣的話，或模仿對方等。

3 反覆做出相同行為

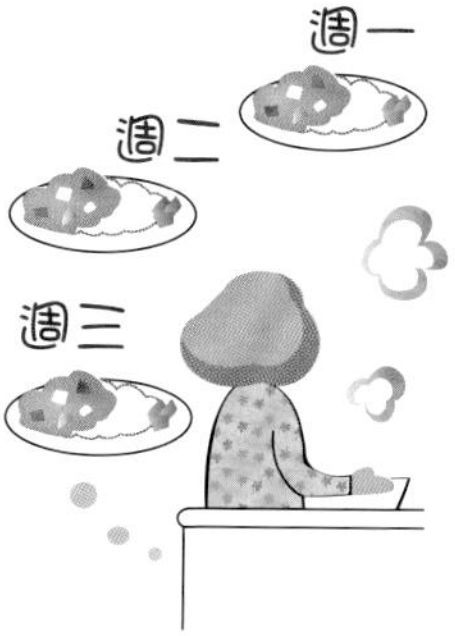
週一
週二
週三

煮同樣的菜，或每天在同一時間、走同樣路線散步（周遊行為）等。

其他原因引起的失智症

前面所介紹的失智症，一旦發病、惡化之後就無法回復原本的狀態，而且，目前也還沒發現能夠完全阻止病程發展的方法或根治法*。但另一方面也希望各位知道，根據致病原因的不同，也有一些失智症是「能夠治好的」。現在就來介紹幾種治癒率很高的失智症。

「常壓性水腦症」是腦脊髓液聚積在腦室，使腦室擴大、壓迫大腦的疾病。會出現姿勢不穩定的步行障礙、集中力或注意力降低、尿失禁等失智症症狀，在早期藉由手術將脊髓液引流入腹腔可改善症狀。

長在顱內組織的腫瘤稱為「腦瘤」，通常會造成頭痛或想吐之類的症狀，在老年人身上還會出現明顯的失智症症狀。腦瘤若為良性，並且長在能切除的地方，就能藉由手術治癒，失智症也可獲得改善。

「慢性硬腦膜下血腫」是頭部受到打擊等傷害後，血液聚積在硬腦膜與蜘蛛網膜之間的空隙、形成血腫，壓迫大腦而引發失智症的症狀。若透過手術切除血腫，有時失智症的症狀也會獲得改善。

「甲狀腺功能低下症」並非腦部直接受到損傷，而是因為甲狀腺素分泌低下，以致出現類似失智症的症狀。若有倦怠感、浮腫、不易流汗等症狀，同時伴隨消極或健忘的情況，就要懷疑可能是甲狀腺功能低下症，須盡早接受檢查。這種疾病可透過服用補充甲狀腺素的藥物來控制，症狀將能獲得改善。

用語解説　根治法　以完全治癒疾病為目標，排除疾病病因的治療法。

也有治癒率很高的失智症

常壓性水腦症

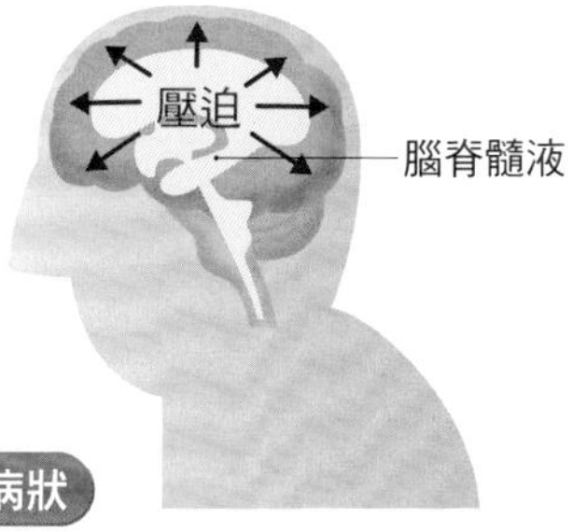
壓迫
腦脊髓液

病狀

腦脊髓液聚積在腦室，壓迫腦部而引發失智症的症狀。

處置

透過手術引流腦脊髓液。

慢性硬腦膜下血腫

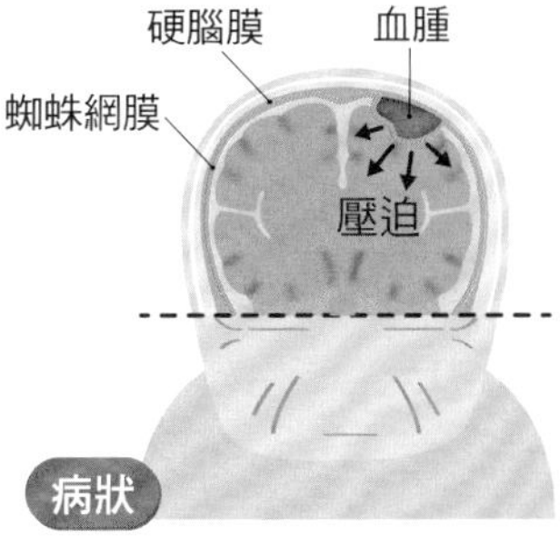
硬腦膜
血腫
蜘蛛網膜
壓迫

病狀

血液聚積在硬腦膜與蜘蛛網膜之間，壓迫腦部而引發失智症的症狀。

處置

透過手術清除血腫。

腦瘤

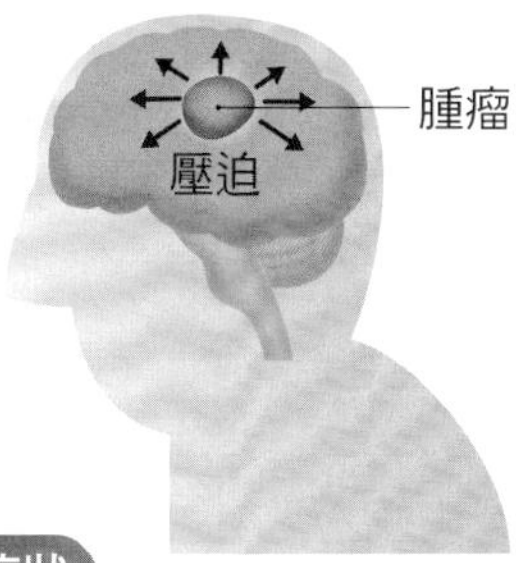
腫瘤
壓迫

病狀

長在腦部的腫瘤壓迫大腦，引發失智症的症狀。

處置

腫瘤若長在可以切除的地方，並且為良性，就能以手術根治。

甲狀腺功能低下症

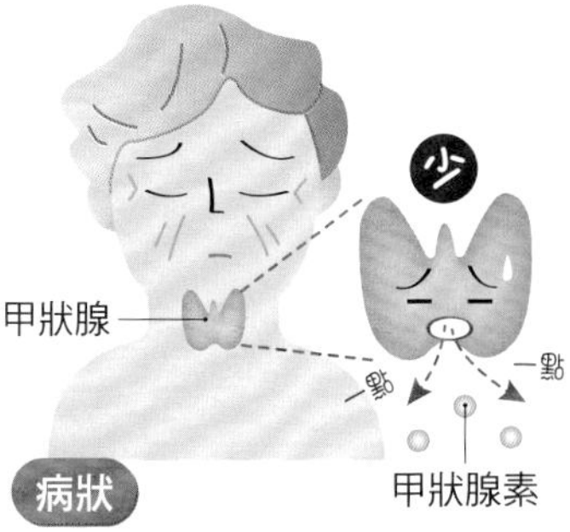
少
甲狀腺
一點
一點
甲狀腺素

病狀

甲狀腺素分泌減少所導致的疾病。因新陳代謝低下而引發失智症的症狀。

處置

可透過補充甲狀腺素，來改善失智症的症狀。

失智症不只是老年人的疾病

從40幾歲開始的早發性失智症

通常年齡愈大，罹患失智症的風險愈高，因此一般人容易認為，失智症是只有老年人才會面臨的問題。但其實也有會在壯年期發病的失智症，也就是「早發性失智症」。

早發性失智症，是發病年齡在64歲以下的失智症。雖然也有人會在20～30幾歲時發病，但發病人數從40歲開始會大幅增加，到55歲以後更是遽增。

早發性失智症的成因和高齡的失智症一樣，可分為阿茲海默型失智症、血管性失智症、路易氏體失智症，以及額顳葉型失智症等類型。不過在日本，老年人罹患阿茲海默型失智症的人數壓倒性地多，相較於此，早發性失智症則以血管性失智症最多，再來才是阿茲海默型失智症及額顳葉型失智症。另外，高齡的失智症患者，女性似乎比男性多，但早發性失智症則有男性多於女性的傾向。

症狀從輕微的健忘開始，初期有頭痛、暈眩、失眠、不安、自發性*或活力降低、憂鬱等等，病情惡化之後，工作或家事上的失誤會變多，作業、處理的速度也會變慢，還可能忘記會議時間或客戶的名字，變得難以繼續工作。

必須注意的是，這些症狀和憂鬱症或更年期障礙很像，即使注意到異常之處，主訴身體不適並求診，往往很容易因為年紀的關係而優先懷疑是這兩種問題。倘若服用處方藥物或接受其他治療之後症狀仍未改善，就必須考慮罹患失智症的可能性。

用語解說　自發性　即使沒有來自外界的影響或叮囑，也會自己主動做事的特質。

早發性失智症的現況與成因

●推定患者數（萬人）

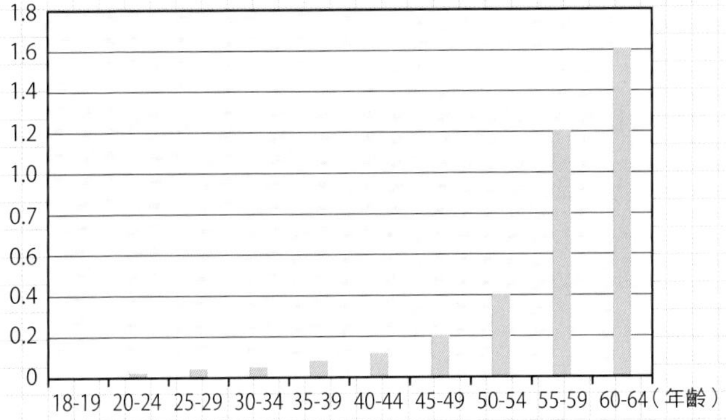

●每10萬人中的得病人數（人）

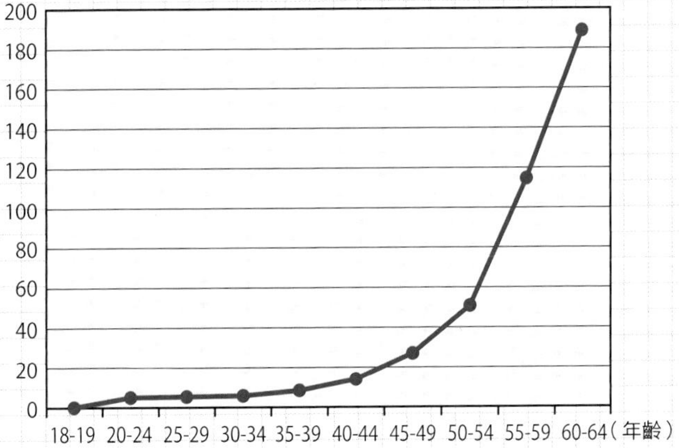

●早發性失智症的成因

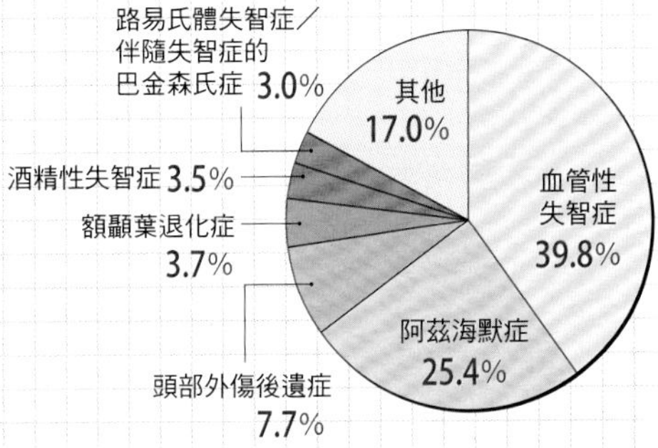

※出自「早發性失智症的實態與應對基礎之相關研究」（日本厚生勞働省）平成18年度－20年度調查

column

容易與失智症混淆的「假性失智症」

在被懷疑罹患初期失智症的人之中，有些人是因為憂鬱症而引發類似失智症的症狀，這種狀態雖然稱為「假性失智症」，但必須和失智症分開來談。

罹患憂鬱症會呈現出記憶力差、精神不振、失眠、食欲減退等症狀，這些症狀有許多和失智症的初期症狀重疊，尤其若患者為老年人，往往會因年齡因素被診斷為失智症。的確，失智症與假性失智症十分相似，但仍有幾個不同之處。

失智症的症狀，很多是從以健忘為首的智力衰退開始；然而，如果是憂鬱症所引起的假性失智症，則憂鬱症狀會比智力衰退先出現。此外，在智力測驗中，失智症患者傾向否認自己能力低落，或表現得不當一回事，但假性失智症患者則傾向以「我不知道」、「我不會」來強調自己能力低落。

必須在早期辨別出表現在患者身上的失智症症狀是因失智症而起，還是因憂鬱症而起，並給予適當的治療。高齡患者的憂鬱症一旦惡化，有時甚至會變得臥床不起，或引起自殺等重大問題。若能早期發現憂鬱症所引發的假性失智症，盡早提供適當治療，失智症的症狀就會獲得戲劇性的改善。

不過，最近發現假性失智症有轉變為失智症的可能，風險會隨著年齡而升高。為了防止憂鬱症惡化，也為了預防真正的失智症，在早期正確診斷並接受適當治療就顯得相當重要。

第2章

失智症的前兆與預防方法

最近變得常常忘東忘西，是因為年紀大了嗎？還是……失智症？對健忘感到不安的人一定要看！若能盡早發覺失智症的前兆，就有辦法防止發病或病情惡化。

年紀大出現的健忘與失智症的差異

是「年紀大」？還是「失智症」的前兆？

失智症一旦惡化，就無法回復到原本的狀態。不過，若能盡量在早期階段察覺「失智症的前兆」，就可以延緩發病或惡化的情況。那麼，失智症的「前兆」是什麼呢？

「最近健忘得很厲害……」年紀大了以後，大家都會深切地感受到如此變化，但有時候，這裡隱藏著失智症的前兆。「健忘」可分成「因年紀增長而產生的良性健忘」，以及「因失智症所產生的惡性健忘」。

人類的記憶力在20多歲時到達顛峰，之後便隨著年齡漸長而走下坡。記憶力以外的智力，會由於不斷累積豐富的經驗和學習，而持續發展到40～50多歲左右；儘管如此，過了60歲後，思考力、判斷力與適應力等智能將整體衰退，讓人隨著年齡增加而變得健忘，或是難以學會新的事物，這是老化現象的一種。因為屬於良性的健忘，所以不需要擔心。

另一方面，無法歸因於年紀的，則是失智症所造成的健忘。這種健忘是導因於腦梗塞、腦出血或阿茲海默症等腦部疾病，因大腦功能明顯衰退所引起，與良性健忘在本質上有著顯著的差異，若放任不管會持續惡化下去，這點也和良性健忘有很大的不同。

為了能盡早發覺失智症的前兆，事先明白老年健忘與失智症健忘的差異是很重要的。

這裡不一樣！「老年健忘」vs.「失智症健忘」

老年健忘	失智症健忘
忘記經歷過的事情的一部分	經歷過的事情整個都忘記了
有提示就能想起來	就算提示也想不起來
知道自己忘記了	不知道自己忘記了
健忘不會突然變嚴重（不會惡化）	健忘會以年為單位變得嚴重（會惡化）
日常生活沒有障礙	日常生活出現障礙

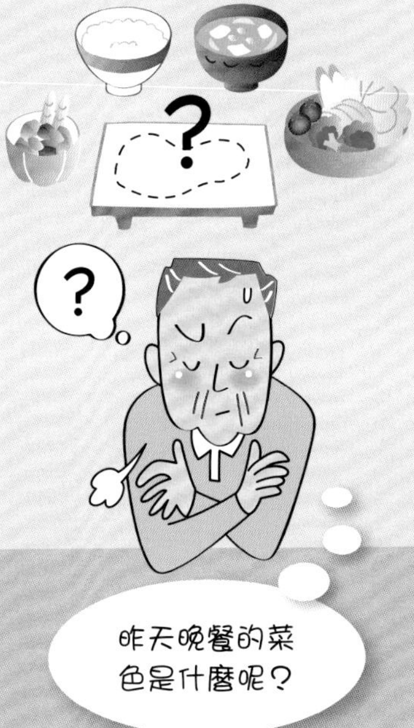
昨天晚餐的菜
色是什麼呢？

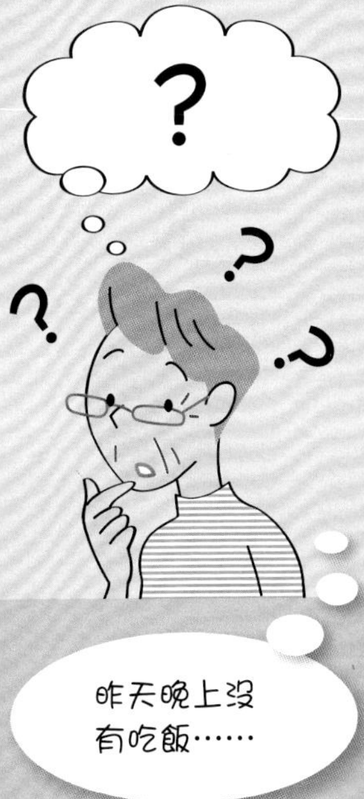
昨天晚上沒
有吃飯……

在生活中察覺危險信號！

就像前面敘述的，「因年齡增長而產生的良性健忘」以及「因失智症所引發的惡性健忘」完全不同，不過即使罹患失智症，也不會從某天開始就突然出現明顯症狀，初期時症狀的表現方式也不盡相同。要是對這種疾病沒有正確的認識，就容易錯過發生在日常生活中的危險信號。

舉例來說，初期常會發生「昨天很健忘，今天卻表現得很正常」的情形，家人或許會被「可以的話希望不是失智症」的念頭影響，而傾向認為「昨天只是剛好狀況不佳，年紀大了難免如此」。

再者，初期較能保留記憶力以外的認知功能，如果社交性或自尊好好地被保留下來，有時明明忘記了，患者還是會試圖讓自己說起話來合乎邏輯。要是家人完全沒懷疑患者得了失智症，應該也會認同他所說的話吧。

而且，也會發生明明在家人面前常常出現症狀，在外面遇到別人時卻表現得很伶俐，說起話來毫不費力的情況。雖然家人覺得患者平時不對勁，但看到那樣的他之後，又會放心地想「什麼嘛，還好得很啊」。

失智症的健忘情形一旦變多，由於健忘而做錯事或辦不到的狀況也會增加，家人將更常感覺到他「有點怪怪的」、「不太對勁」。

下頁舉出一些在日常生活中容易發現的危險信號，若符合的項目不只一項，或者會重複發生，就必須前往專科醫院就診。

日常生活中需要注意的「失智症危險信號」

下列行為中，若符合的項目不只一項，或者會重複發生，就必須盡早前往專科醫院就診。

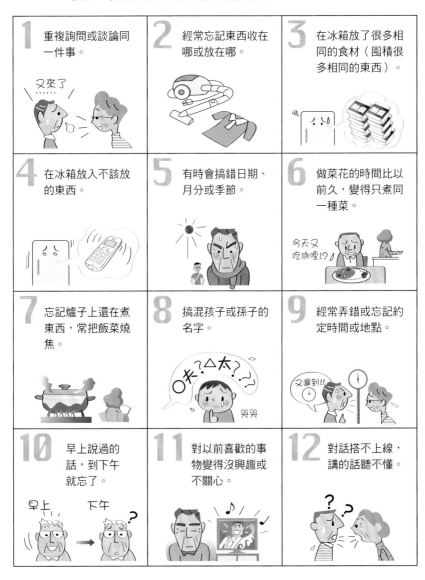

1 重複詢問或談論同一件事。

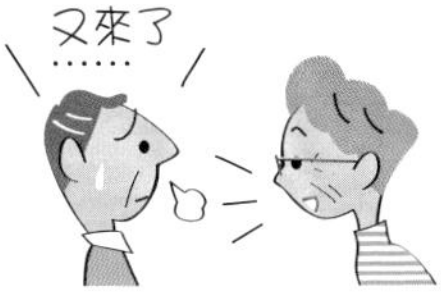

2 經常忘記東西收在哪或放在哪。

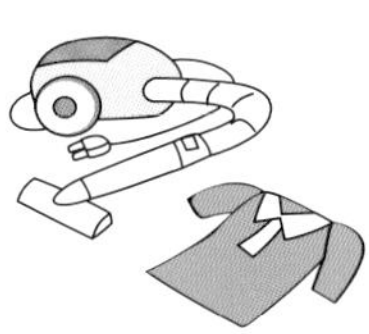

3 在冰箱放了很多相同的食材（囤積很多相同的東西）。

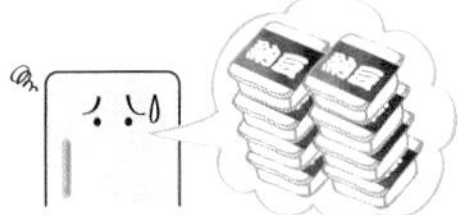

4 在冰箱放入不該放的東西。

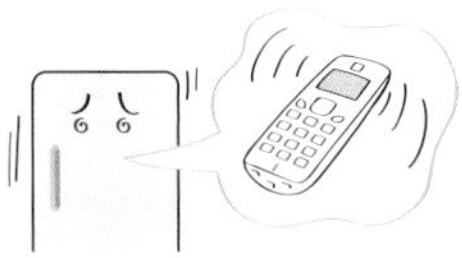

5 有時會搞錯日期、月分或季節。

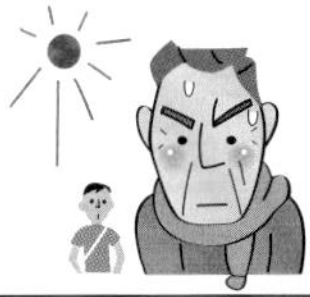

6 做菜花的時間比以前久，變得只煮同一種菜。

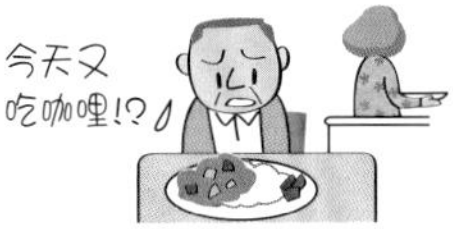

7 忘記爐子上還在煮東西，常把飯菜燒焦。

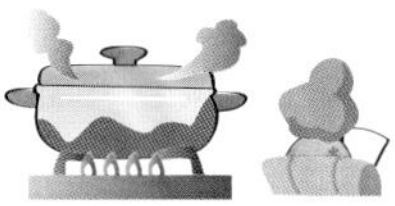

8 搞混孩子或孫子的名字。

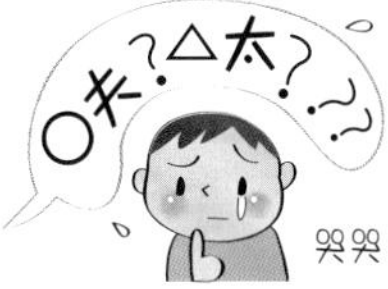

9 經常弄錯或忘記約定時間或地點。

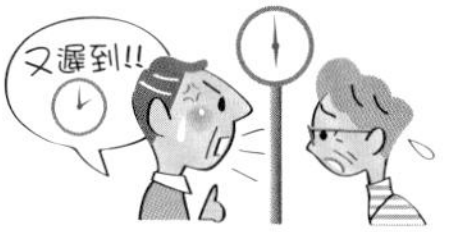

10 早上說過的話，到下午就忘了。

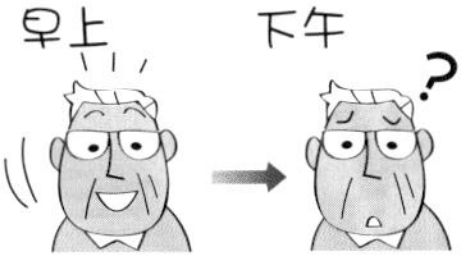

11 對以前喜歡的事物變得沒興趣或不關心。

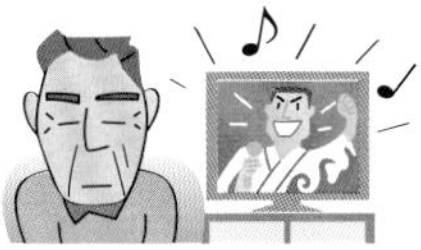

12 對話搭不上線，講的話聽不懂。

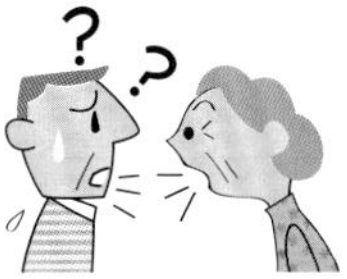

失智症潛在患者!?何謂MCI?

失智症並不是會突然發病的疾病，最初是從難以與老年健忘區分的細微變化開始，之後花費數年逐漸惡化。雖然盡可能在早期階段察覺並就診很重要，但就算前面介紹過的危險信號出現了好幾項，也不是所有人都會被診斷為失智症。

失智症發病之前，在正常狀態與失智症之間，有一種所謂的「過渡階段」被稱為「輕度認知功能障礙」（MCI），患者的記憶障礙雖然明顯與「年紀大的健忘」不同，但日常生活並沒有發生嚴重的問題。據估計，在日本輕度認知功能障礙患者約有400萬人。

應當注意的是，即使被診斷為輕度認知功能障礙，也不是所有患者都會發展為失智症。在確診為輕度認知功能障礙之後，1年內發展為失智症的比例約10％；若持續觀察4年，大概有半數患者會發展為失智症。另一方面，過了5年症狀仍未惡化的人佔了30％，反而改善或回復正常的人則有20％，這顯示出，有半數的人沒有發展為失智症。

此外，現在已經發現，若能在確診為輕度認知功能障礙的階段，對認知功能低下的狀況施行適當的治療或預防對策，至少能阻止失智症在2年內發病。

在治療方面，由於還無法明確知道輕度認知功能障礙之後會轉變為何種類型的失智症，因此藥物療法目前毀譽參半。雖然也有使用藥物來治療的情況，不過主要還是以後面（58頁開始）所介紹的「改善生活習慣」與「鍛鍊認知能力的腦力訓練」等方法來加以預防。

在輕度認知功能障礙（MCI）的階段即早發現很重要！

▶▶ 輕度認知功能障礙的病程 ▶▶

非失智症	失智症

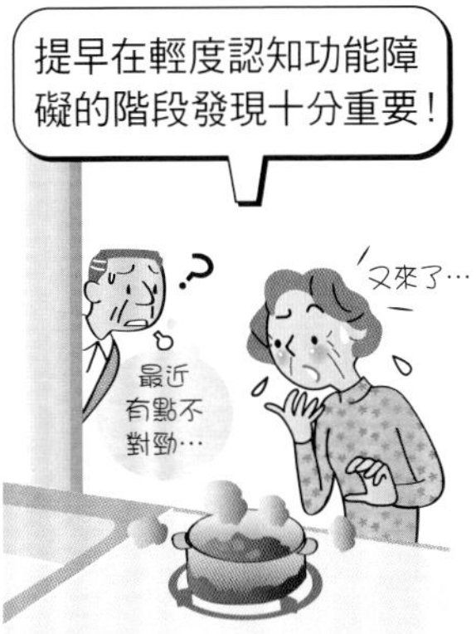
提早在輕度認知功能障礙的階段發現十分重要！
最近有點不對勁…
又來了…

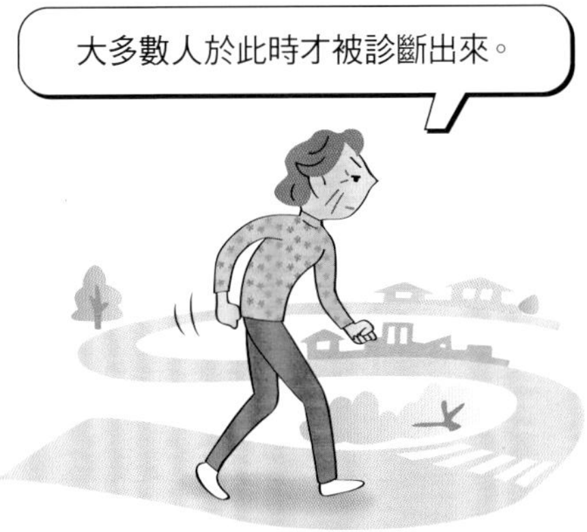
大多數人於此時才被診斷出來。

正常人 ▶ 輕度認知功能障礙（MCI） ▶ 輕度失智症 ▶ 中度失智症 ▶ 重度失智症

- 約30%維持現狀
- 約20%回復正常

- 1年後約10%轉變為失智症
- 4年後約半數轉變為失智症
- 若採取適當的預防對策，或可延緩失智症發病

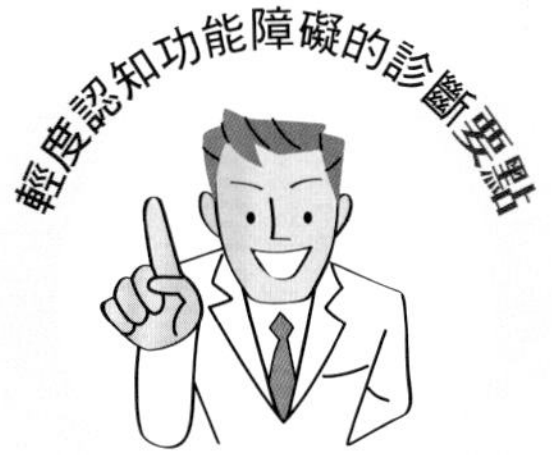
輕度認知功能障礙的診斷要點

- 自知有嚴重的健忘情形，周遭人也這麼認為
- 透過記憶檢測，發現有無法單以年紀增長來解釋的記憶障礙
- 認知功能普遍正常
- 不妨礙日常生活
- 不是失智症

失智症與生活習慣病的關聯

生活習慣病對腦部的影響

過量飲食、酗酒、偏食、運動不足或吸菸等不良生活習慣會引發「生活習慣病」，最具代表性的有高血壓、糖尿病、血脂異常和肥胖等等。失智症的發病與惡化也和這些生活習慣病有著很深的關聯性，亦即，管理生活習慣病就能預防失智症。

失智症當中，與生活習慣病關係最深的，是血管性失智症與阿茲海默型失智症。

血管性失智症，是腦梗塞或腦出血等腦血管病變中斷了流往腦部的血液所致。腦血管病變的發生原因一定有動脈硬化，而加速動脈硬化的，是高血壓、糖尿病及血脂異常等生活習慣病。

若對生活習慣病置之不理，動脈硬化就會逐漸惡化，最後因腦梗塞——特別是無症狀性腦梗塞反覆發生，而使失智症呈階段性地惡化下去；相對來說，這也代表著如果勤加管理生活習慣病，預防血管性失智症的可能性就會很高。

另一方面，阿茲海默型失智症則是「老人斑」或「神經纖維糾結」*這些病變，使腦神經細胞遭受破壞所引起的。與直接由生活習慣病引發的血管性失智症相比，也有些人認為阿茲海默型失智症與生活習慣病沒什麼關係，然而，很多阿茲海默型失智症患者都合併不只一項的生活習慣病，且透過許多研究已然得知，管理生活習慣病可有效抑制失智症的惡化。

用語解說

神經纖維糾結　「Tau」這種特殊蛋白質磷酸化，並在神經細胞內異常堆積而產生的。在阿茲海默症患者的整個大腦都可以看到。

與生活習慣病深切相關的失智症

「生活習慣病」是由偏食、運動不足、吸菸等「不正常生活」所引起的疾病。

具代表性的

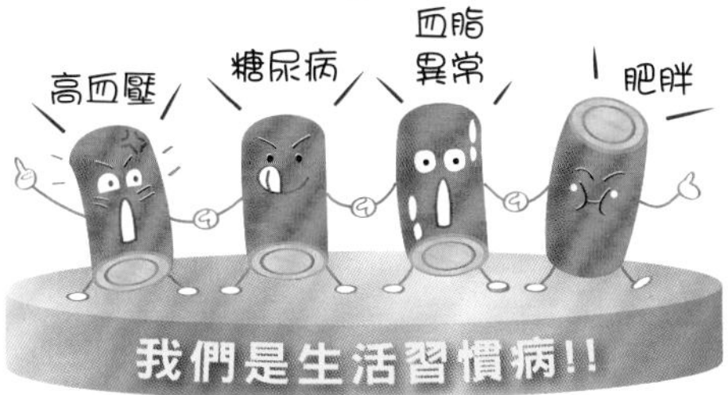

與它們關係特別深的是……

阿茲海默型失智症

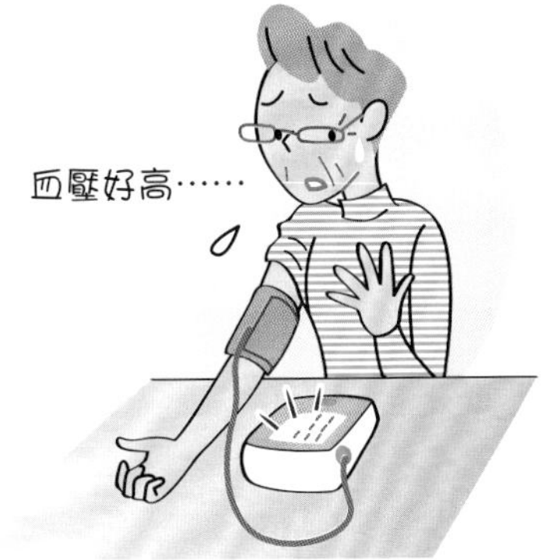

許多患者會合併高血壓等，不只一種的生活習慣病。

血管性失智症

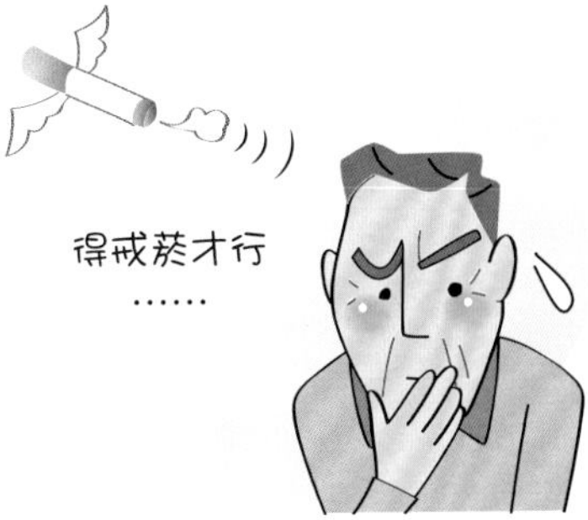

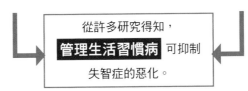

吸菸之類的習慣容易導致腦血管問題，也會成為直接引發失智症的導火線。

從許多研究得知，**管理生活習慣病**可抑制失智症的惡化。

高血壓與糖尿病要特別注意！

在生活習慣病中，希望各位特別注意的是「高血壓」與「糖尿病」。

一旦罹患高血壓，血管會時常承受強大的壓力，因而容易受損，膽固醇等物質亦會附著於受損的血管壁上，使血管變硬變窄，這就是動脈硬化的由來。動脈硬化若繼續惡化下去，血管內壁會變得更狹窄，血液難以流通，如此一來，心臟就要用更強勁的力量才能將血液輸送出去，使血壓升得更高。高血壓與動脈硬化就像這樣陷入互扯後腿的惡性循環，提高了罹患失智症的風險。

根據九州大學所舉行的、關於生活習慣病的流行病學調查「久山町研究」，與血壓正常的人相比，輕度高血壓患者罹患血管性失智症的機率為4．5～6．0倍，更嚴重的高血壓患者則是5．6～10．1倍，機率很高。雖然這項研究與阿茲海默型失智症沒有明確的關係，不過美國德州大學的研究報告指出，因遺傳而容易罹患阿茲海默症的人，也有很高的風險會因高血壓而引發失智症。

另一方面，糖尿病則是由於控制血糖值的荷爾蒙——胰島素難以發揮功效，而使血糖值持續偏高的疾病。糖尿病會使大小血管受損，此影響也會波及腦部，明白這一點，就能了解糖尿病患者罹患血管性失智症的風險很高的理由。此外，最近糖尿病與阿茲海默型失智症的關係也逐漸被證實。胰島素降解酶有分解β澱粉樣蛋白的作用，然而，糖尿病患者的這項作用效果不彰，因此容易堆積β澱粉樣蛋白，增加罹患阿茲海默型失智症的風險。

高血壓或糖尿病不能置之不理，就算是為了預防失智症也好，透過適當的治療和改善生活習慣，來控制血壓與血糖值是很重要的。

失智症的發病風險

※出自九州大學研究所醫學研究院「久山町研究」

高血壓

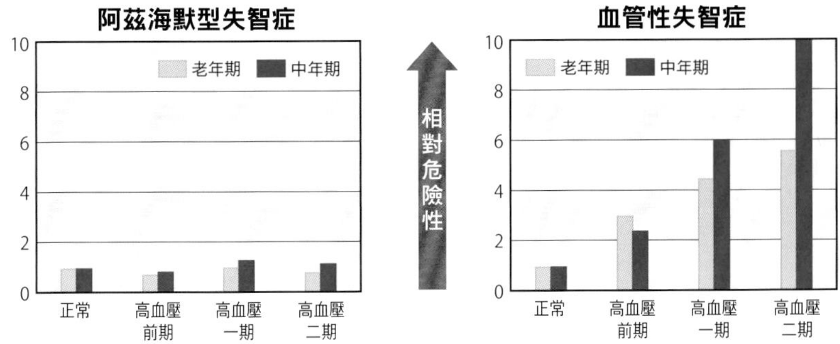

高血壓的診斷基準

分類	收縮壓		舒張壓
理想血壓	<120	且	<80
正常血壓	120～129	且／或	80～84
正常偏高血壓	130～139	且／或	85～89
一期高血壓	140～159	且／或	90～99
二期高血壓	160～179	且／或	100～109
三期高血壓	≧180	且／或	≧110
收縮期高血壓	≧140	且	<90

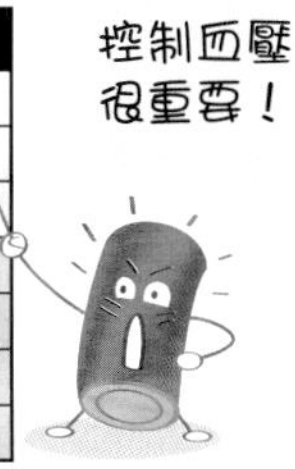

※出自日本高血壓學會「高血壓治療指南 2014」

糖尿病

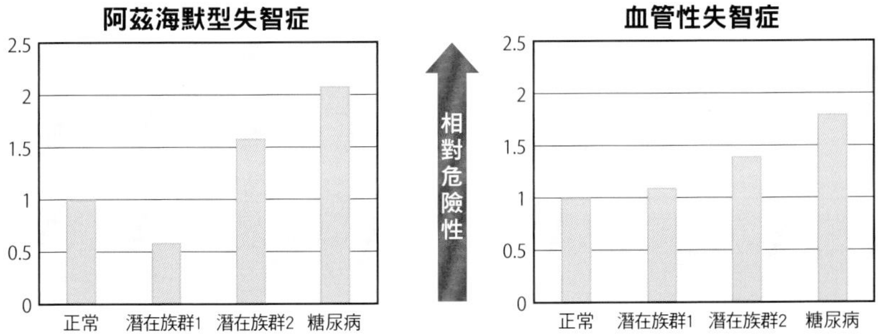

糖尿病的診斷基準

符合①～③其中一項，並且符合第④項，即診斷為糖尿病。

① 空腹血糖值	126mg／dL以上
② 葡萄糖負荷試驗	200mg／dL以上
③ 隨機血糖值	200mg／dL以上
④ HbA1c（NGSP值）	6.5%以上

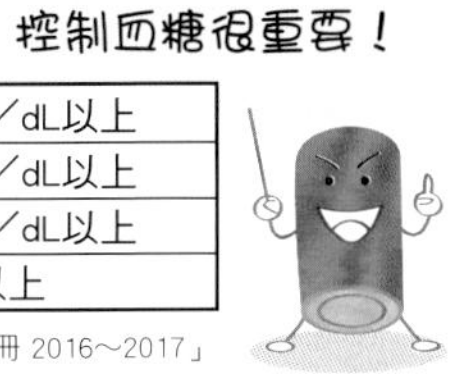

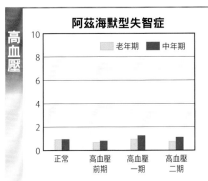

※出自日本糖尿病學會「糖尿病治療手冊 2016～2017」

如何預防失智症發病？

失智症的預防對策大致可分為兩個方向

目前還沒有能夠100%預防失智症的方法。不過從最近的研究中可以得知，失智症的發病與好幾個危險因子有關。在危險因子之中，雖然有因年老或遺傳而無法避免的項目，但仍可透過修正生活習慣來減少許多因子。亦即，在每天的日常生活中減少危險因子，就能防止失智症的發生。

以此為目標的對策大致有兩個方向，其中一種是從平常就多留心，養成不易罹患失智症的生活習慣。

失智症中，患者佔多數的阿茲海默型失智症與血管性失智症，目前已知生活習慣病會提高其發病風險。均衡的飲食、適當的運動、徹底戒菸等等，這些良好的生活習慣可以改善所有的生活習慣病，也適用於防止失智症。而且，在失智症的預防對策中，最重要的是要積極享受興趣、與人來往，充滿朝氣又活潑地過生活。

另一種對策，是直接強化認知功能的「腦力訓練」。在失智症早期的「輕度認知功能障礙」階段中，除了健忘之外，也會出現和一般老化現象不同的認知能力衰退情形。盡早發現並鍛鍊開始衰退的能力，就可維持並增強認知功能。

不易罹患失智症的生活習慣、鍛鍊認知能力的腦力訓練，都可以在日常生活中進行。接著來看看實行的具體方法吧！

與失智症發病有關的危險因子

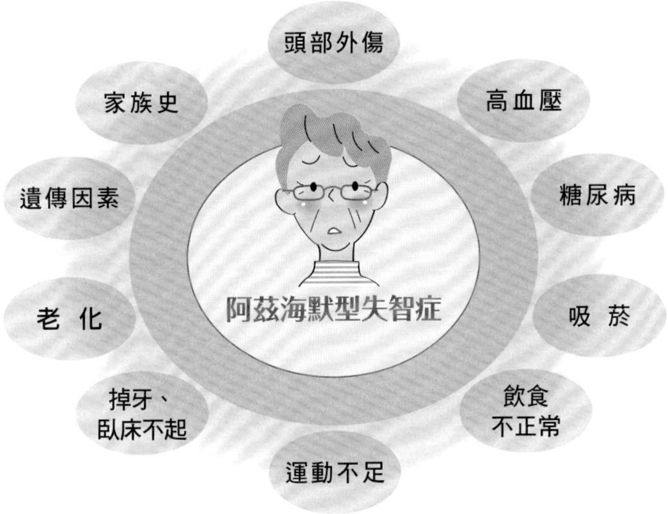

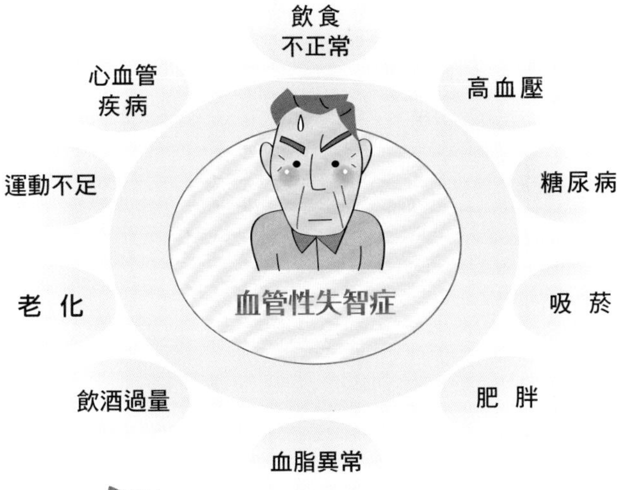

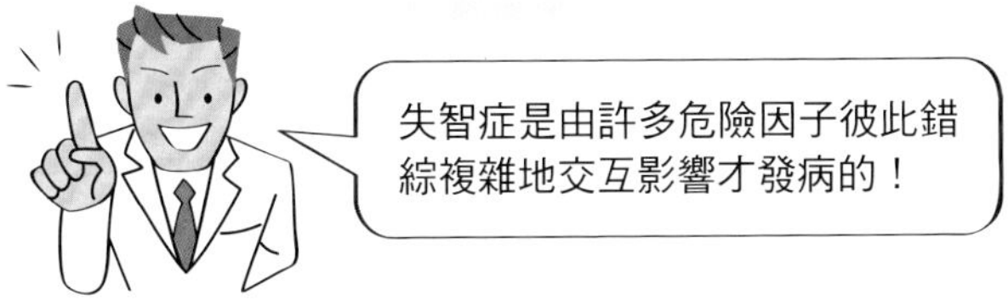

遠離失智症的生活習慣

吃飯八分飽，攝取營養均衡的飲食

想預防、改善所有的生活習慣病，一定要重新檢視並調整飲食狀況。想當然，為了使大腦能靈活地運作，必須提供充足的能量與營養，因此對於預防失智症來說，飲食也是非常重要的一環。

在調整飲食方面，首先希望各位牢牢記住的，是「一日三餐，規律進食」以及「攝取營養均衡的飲食」。所謂均衡的飲食，是在飲食中適當攝取醣類（碳水化合物）、蛋白質、脂質這3大類營養素，以及維生素、礦物質和食物纖維。或許各位會認為很難達成，不過只要先記住下面這些食物就好：醣類的來源有米飯、麵包、麵類等等；蛋白質與脂質的來源有肉、魚、蛋、奶、大豆製品等等；維生素、礦物質與食物纖維可從蔬菜、海藻類、蕈類等攝取。不過，脂質在現代人的飲食中，就算沒有特別注意也不會攝取不足，反而必須留心是否攝取過量。

一餐的菜色中，要能均衡地包含這些食物（營養素），才是理想的飲食。不過，一日三餐全都符合理想飲食實在太辛苦了，可以彈性地做調整，例如：午餐不夠的部分就用晚餐來補，避免過與不及。除了營養均衡，規律進食也很重要。

飲食原則中還有一點必須強調，就是「不要過量」。肥胖是所有生活習慣病的元凶，且多半都是進食過量引起的。請將「吃飯八分飽」謹記在心。

預防失智症的飲食調整重點

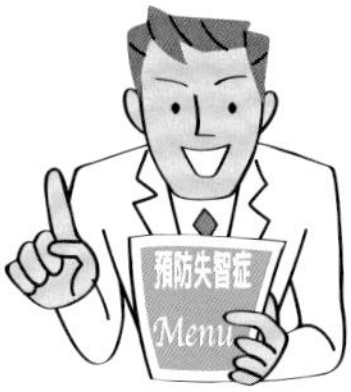
預防失智症
Menu

- 注意營養均衡
- 一日三餐規律進食
- 只吃八分飽

理想飲食的基本形式是「主食・主菜・副菜・湯」

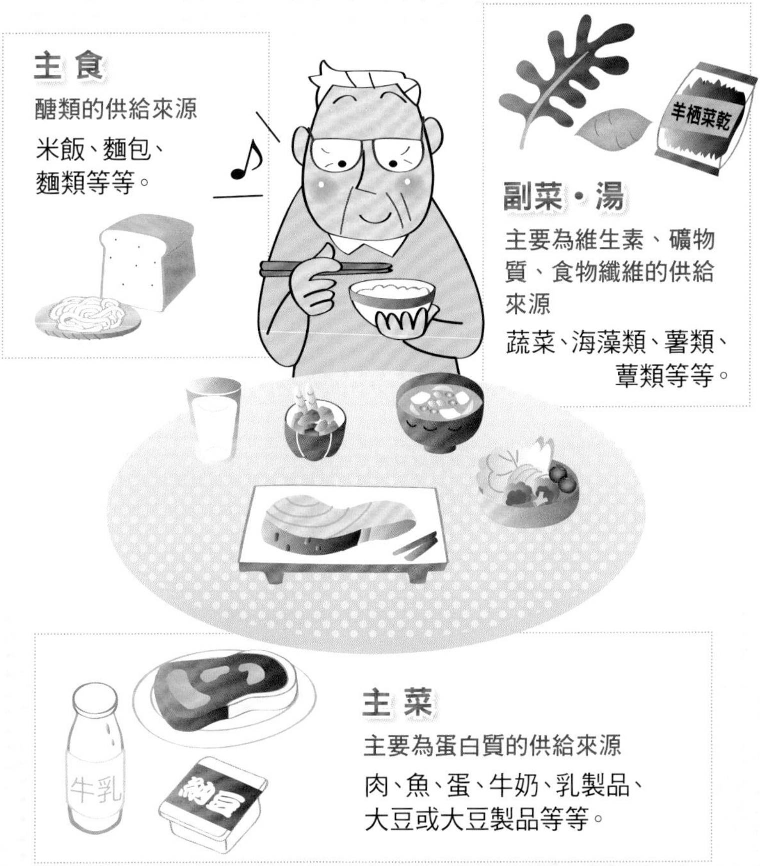
主食
醣類的供給來源
米飯、麵包、
麵類等等。
副菜・湯
主要為維生素、礦物質、食物纖維的供給來源
蔬菜、海藻類、薯類、
蕈類等等。
羊栖菜乾
主菜
主要為蛋白質的供給來源
肉、魚、蛋、牛奶、乳製品、
大豆或大豆製品等等。
牛乳
納豆

積極攝取青皮魚與黃綠色蔬菜

在改善飲食習慣方面，除了前面提過的基本事項之外，為了預防失智症，還有幾個重點希望各位能更進一步留意。

首先，請積極攝取含有「抗氧化物質」的食物。構成人體的細胞之中，每天都會產生「活性氧」，活性氧是氧化作用非常強烈的物質，而氧化據說是癌症、老化或生活習慣病等問題的導火線。人體雖具備抗氧化的機制（抗氧化力），但抗氧化力會隨著老化逐漸衰退。儘管體內不斷產生促進老化的物質，能夠抗老的能力卻因年齡增長而減弱。

風險隨著老化提高的失智症，也可說是腦部的異常老化所引起的現象。因此，積極攝取能抑制活性氧運作，也就是可對抗老化的抗氧化物質，就顯得十分重要。

自然界中，維生素A、C、E、β胡蘿蔔素、茄紅素、多酚等，已被發現具有強大的抗氧化作用，很擔心罹患失智症的人，可以多攝取富含這些營養素的黃綠色蔬菜或水果。

另一點希望各位留意的，是脂質的攝取方式。脂質除了肉或魚類的脂肪之外，還有烹調用油與奶油等等，其中，為了預防失智症而希望各位積極攝取的，是青皮魚的魚油「DHA*」和「EPA*」，以及烹調使用的「橄欖油」、「紫蘇籽油」和「亞麻仁油」。這些脂質能使大腦資訊傳遞順暢，也有讓腦神經細胞的細胞膜維持健康狀態的功效。

蔬菜、水果和青皮魚等，不只能預防失智症，對預防生活習慣病也很有效，請一定要多多攝取。

用語解說 DHA、EPA　二十二碳六烯酸與二十碳五烯酸，兩者皆是被稱為Omega-3的必需脂肪酸，鮪魚或沙丁魚等青皮魚含量很高。

預防失智症應積極攝取的食物

重點是要多吃可抑制「活性氧」、對抗生活習慣病和老化的食物。

「活性氧」會傷害身體細胞!?

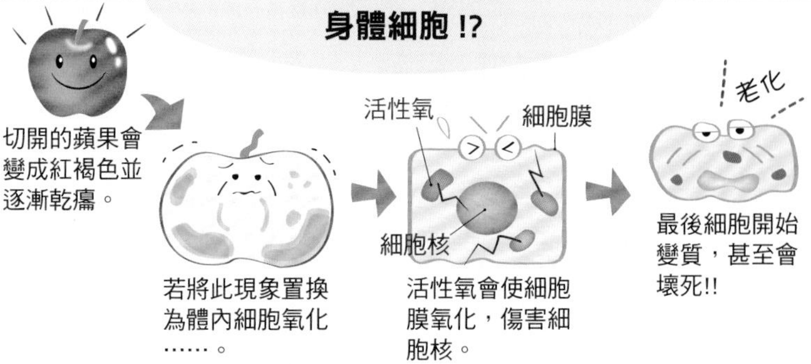
切開的蘋果會變成紅褐色並逐漸乾癟。
若將此現象置換為體內細胞氧化……。
活性氧
細胞膜
細胞核
活性氧會使細胞膜氧化，傷害細胞核。
老化
最後細胞開始變質，甚至會壞死!!

能抑制活性氧、應積極攝取的食物

含有維生素A、C、E、β胡蘿蔔素、茄紅素、多酚的食物

菠菜、青花菜、蘆筍、南瓜、蕃茄、胡蘿蔔、葡萄、藍莓、柿子等等。

預防失智症
Menu

也要注意脂質的攝取方式

應積極攝取的油脂

- DHA、EPA
- 橄欖油
- 紫蘇籽油
- 亞麻仁油

使腦神經細胞維持健康狀態，讓大腦的運作更順暢！

含DHA、EPA的食物

鯖魚、沙丁魚、竹莢魚、秋刀魚、鮪魚、鰤魚、鰹魚等青皮魚。

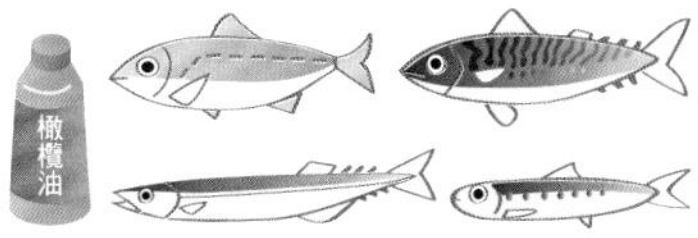
橄欖油

最好避免的油脂

沙拉油、牛油、豬油等等。

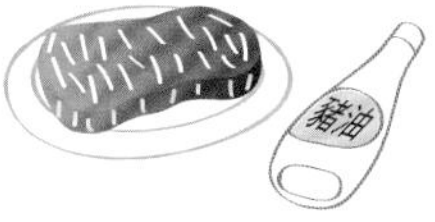
豬油

- 使腦神經細胞壞死。
- 動脈硬化的原因。

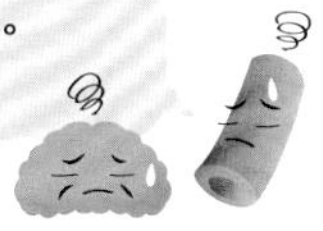

養成適度運動的習慣

在改善生活習慣上，和改善飲食習慣一樣重要的，是養成適度運動的習慣。

運動不足會造成肥胖，這件事眾所皆知，而肥胖之中，又以脂肪附著在內臟周圍的「內臟脂肪型肥胖」最容易合併血脂異常、高血壓或糖尿病等生活習慣病。就像大家熟悉的「代謝症候群」，內臟脂肪型肥胖若加上這些生活習慣病，就會促進動脈硬化，提高腦中風的風險，進而成為血管性失智症的導火線。

另外，最近也已得知，運動在阿茲海默型失智症的預防及惡化抑制上很有效果。阿茲海默症是因為一種被稱為β澱粉樣蛋白的蛋白質在腦內蓄積所引起的，藉由運動，可增加會分解β澱粉樣蛋白的「腦啡肽酶」酵素，連帶預防失智症。據說在理化研究所使用白老鼠進行的實驗中，給予罹患阿茲海默症的老鼠腦啡肽酶，其學習與記憶能力會恢復到與健康老鼠相同等級。

而且在運動時，肌肉細胞會分泌一種叫做「鳶尾素*」的荷爾蒙，鳶尾素有增加「BDNF」（腦源性神經營養因子）的作用，可活化腦神經細胞。阿茲海默症患者缺乏BDNF，若能透過運動來獲得，也會活化大腦的運作，一般認為可連帶預防失智症。

為了預防失智症，建議每週要做3～4次有氧運動，每次30分鐘。可以參加運動社團，或和家人朋友一起，快樂地投入運動才是長久持續的訣竅。

用語解說 鳶尾素　運動產生的荷爾蒙之一，除了能增加BDNF之外，也有助於燃燒體內脂肪，近年來備受矚目。

運動能有效預防失智症的理由

運動的功能 1

會增加「腦啡肽酶」酵素，能分解阿茲海默症的致病物質「β澱粉樣蛋白」。

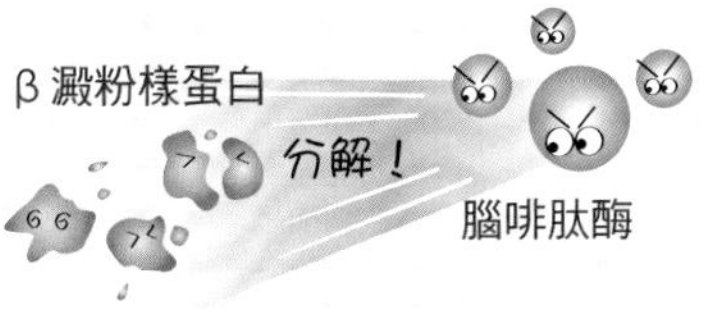
β澱粉樣蛋白
分解！
腦啡肽酶

運動的功能 2

肌肉細胞會分泌「鳶尾素」。透過鳶尾素的作用，可增加活化腦部的BDNF（腦源性神經營養因子）。

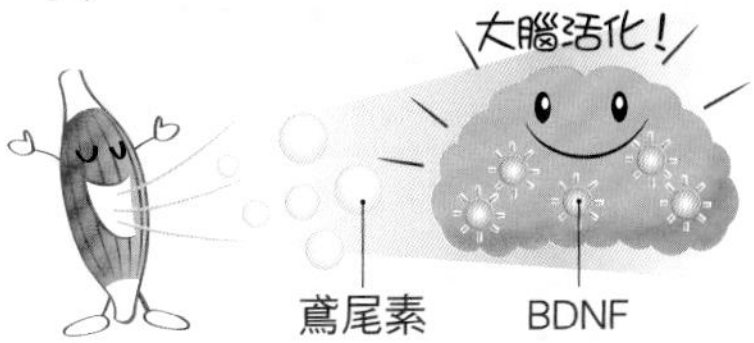
大腦活化！
鳶尾素
BDNF

預防失智症的有效運動：健走

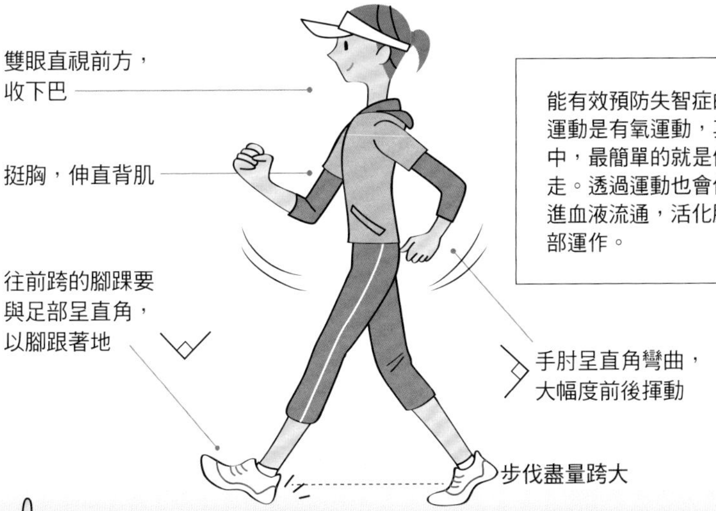
雙眼直視前方，
收下巴
挺胸，伸直背肌
往前跨的腳踝要
與足部呈直角，
以腳跟著地
手肘呈直角彎曲，
大幅度前後揮動
步伐盡量跨大

能有效預防失智症的運動是有氧運動，其中，最簡單的就是健走。透過運動也會促進血液流通，活化腦部運作。

持續快樂運動的重點與訣竅

- 以一次30分鐘，一週3～4次為基準
- 養成持續的習慣是重點
- 結交一起運動的同伴
- 參加當地機構主辦的運動社團、健走社團等等
- 在健身房之類的地方接受指導

預防肌力低下

除了前面所談的以外，運動還有另一項重要目的，是預防因肌力低下而跌倒，以及跌倒所造成的「長期臥床」。

「老年長期臥床」是導致阿茲海默型失智症的危險因子之一。長期臥床不是直接造成阿茲海默症的原因，但輕度認知功能障礙或失智症的初期患者一旦臥床不起，症狀往往會一口氣惡化下去。

我們在站立、坐下、步行時，會無意識地使用大腦的各種功能。提出移動手腳的指令、遇到高低差地形時要稍微把腳抬高的指令等，都出自於大腦的運作。可是，一旦臥床不起，對腦部的刺激就會大幅減少，由於睡覺的時間及發呆的時間變多，也會變得對一切都提不起興致。一般認為，這也是致使大腦功能低下的原因之一。

老年長期臥床的主要原因有兩個，其中一個是腦中風。要防止腦中風造成的臥床不起，前面提過的生活習慣病預防對策十分有效。

另一個原因，是跌倒而導致骨折。年紀一大，視力等知覺功能、保持身體平衡的能力、肌力與肌肉柔軟度，以及瞬間判斷力與反射神經等都會逐漸衰弱，因此，就算只有一點高低落差也常會絆倒。

為了避免跌倒造成骨折，並因此臥床，首先最重要的，是防止肌力低下。健走對此很有效，不過，若能搭配伸展操或肌力訓練，並養成習慣會更有效。

下頁將介紹可以在家中做的簡單肌力訓練，請務必試著做做看。

防止導致「臥床」的「跌倒」，避免失智症惡化!!

建議 → 預防肌力低下的肌力訓練

單腳站立　提升平衡感與集中力

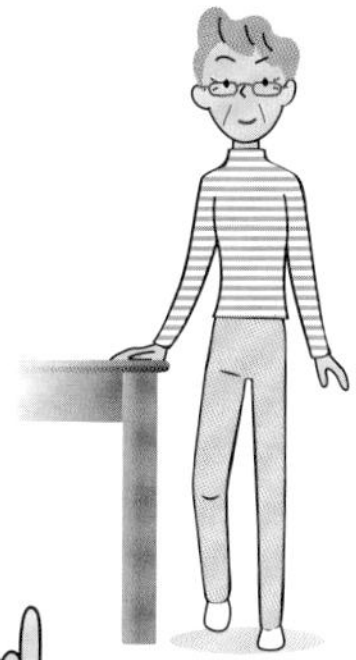

張開雙眼，將一隻腳稍微提高到不碰到地面的程度，靜止1分鐘。

※左右腳各1分鐘為一組動作，一天以做3組為基準。

重點

- 為了避免跌倒，要在有東西可扶的地方進行
- 腳不要抬太高
- 習慣之後，可試著閉上眼睛

深蹲　提升下肢的肌力

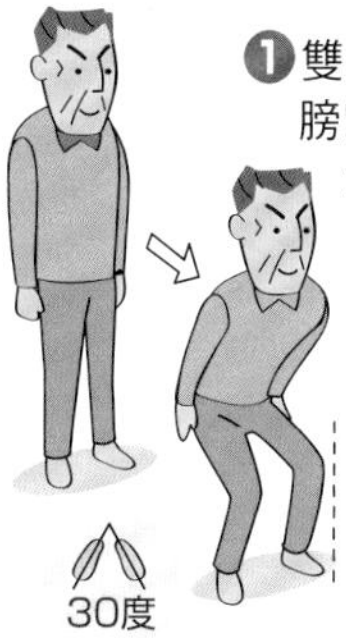

❶雙腳張開，幅度比肩膀略寬，腳尖張開約30度。

❷以深呼吸的速度，彎曲髖關節與膝蓋，想像自己坐在椅子上。

※5～6次為一組動作，一天以做3組為基準。

重點

- 做動作時不要停止呼吸
- 膝蓋彎曲幅度不要突出腳尖
- 膝蓋要朝向腳的食指方向

弓箭步

提升下肢的柔軟度、平衡感與肌力

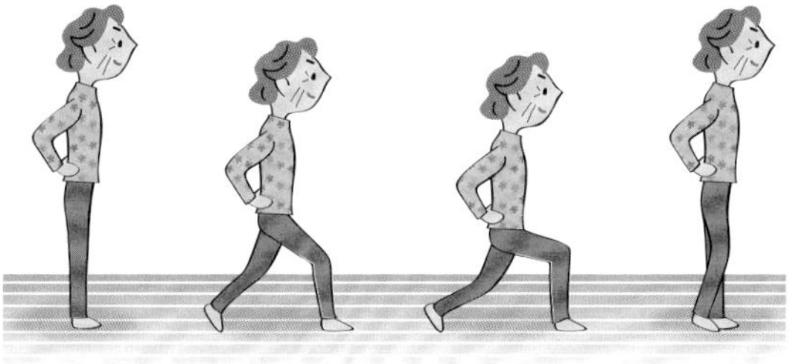

重點

- 上半身要挺胸，維持良好姿勢
- 跨太大步會失去平衡，要多加注意

❶手插腰，雙腳併攏站立。

❷慢慢往前跨一大步。

❸腰部深深下移，直到大腿幾乎呈水平。

❹將腰部往上提，收回跨出去的腳。

※左右各5～10次為一組動作，一天以做2～3組為基準。

吸菸者要馬上戒菸！

為了預防失智症，吸菸的人從今天、現在這一刻起所能做的，就是「戒菸」。

說到香菸的危害，或許很多人想到的是肺癌、喉癌、口咽癌等呼吸道癌症，不過，由於有害物質會隨著血液輸送至全身，因此就連沒有直接接觸的部位，也有很高的罹癌風險，像是胃癌、食道癌、肝癌、胰臟癌、乳癌和子宮頸癌等等。

此外，吸菸也是高血壓的最大危險因子，就算只抽一根菸，血壓也會上升。這是由於香菸所含的尼古丁會讓血管收縮，促進使血壓上升的物質分泌；另外，香菸所含的一氧化碳會奪走血液中的氧，心臟為了補充不足的氧，將提高心跳次數，讓血壓升得更高。

至於香菸與糖尿病之間的關係，吸菸的人容易罹患糖尿病，這一點已經非常明確，因為香菸會刺激交感神經、使血糖值上升，還會妨礙胰島素的作用。若是已經患有糖尿病的人，香菸不只會妨礙治療，還會提高心肌梗塞或腦中風的風險。

那麼，大家最在意的、香菸與失智症的關係又是如何呢？「熊本禁菸推動論壇」曾對50～60歲吸菸者的吸菸量與20年後失智症的發生率進行調查，發表的調查結果顯示，吸菸量愈大者發病率愈高，與非吸菸者相比，一天抽11～40根菸的人發病率為1．4倍，一天41根以上的大菸槍甚至達到2．1倍。此外，目前也已得知，香菸的煙會損害大腦皮質，降低記憶力。

請吸菸者現在馬上戒菸。沒有自信能夠光憑自己的意志戒菸的人，到醫療機構的「戒菸門診」就診也是一個方法。

吸菸會提高罹患失智症的風險!!

失智症與吸菸的關係

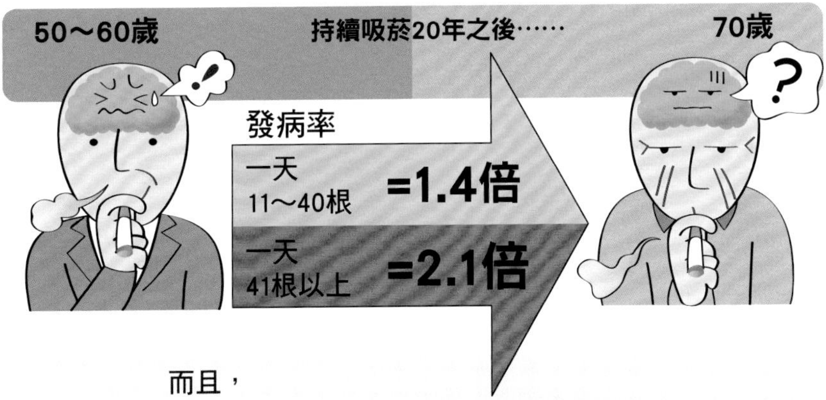
50～60歲
持續吸菸20年之後……
70歲
發病率
一天
11～40根
=1.4倍
一天
41根以上
=2.1倍

而且，
香菸的煙會損害大腦皮質，降低記憶力。

為了預防失智症，現在馬上開始戒菸吧！

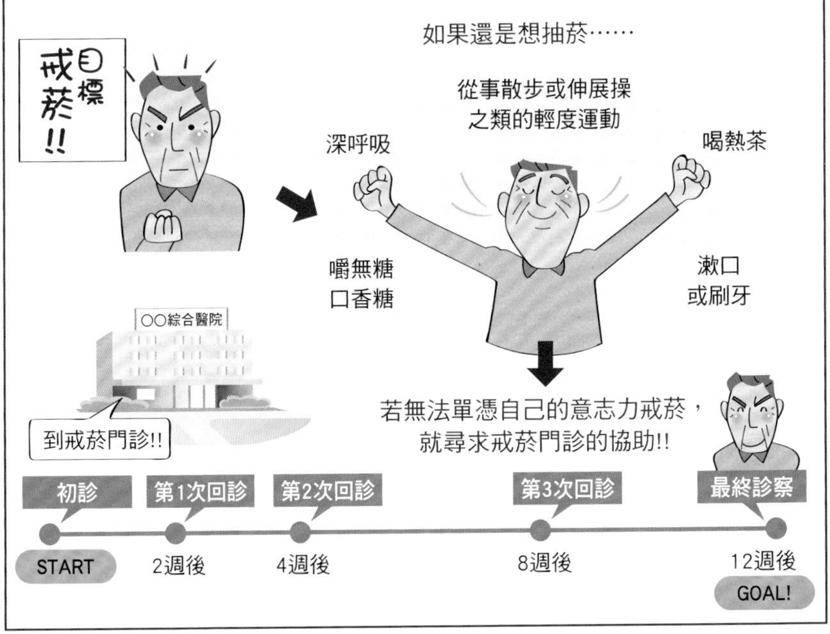
目標
戒菸!!
如果還是想抽菸……
從事散步或伸展操
之類的輕度運動
深呼吸
喝熱茶
嚼無糖
口香糖
漱口
或刷牙
○○綜合醫院
到戒菸門診!!
若無法單憑自己的意志力戒菸，
就尋求戒菸門診的協助!!
初診
第1次回診
第2次回診
第3次回診
最終診察
START
2週後
4週後
8週後
12週後
GOAL!

不是單純的口腔問題!? 要注意牙周病

各位知道牙周病會提高罹患失智症或生活習慣病的風險嗎？

牙菌斑*若堆積在牙齒與牙齦的縫隙中，牙周病菌就會在那裡繁殖。牙周病菌感染牙床與牙周組織，引起發炎的情形，稱為「牙周病」。牙周病若放著不管，有時牙齦與齒槽骨（下顎骨）會慢慢受到破壞，讓牙齒變得搖搖晃晃，最後只有拔掉一途。

過去日本有很多人因蛀牙而失去牙齒，不過隨著生活型態改變與人口高齡化，近年來因牙周病而失去牙齒的人變多了。而且目前已得知，「失去牙齒」也成為失智症的危險因子。與尚保有超過20顆牙齒的人相比，只剩幾顆牙又沒裝假牙的人，罹患失智症的風險會提高約2倍。

一旦失去牙齒，在進食和對話上出現障礙，就會變得不願外出或與人來往，容易在家閉門不出。這種不活潑的生活若長久持續下去，不只是體力，就連腦力也會變得衰弱，導致認知功能退化。

不只如此，牙周病菌會隨著血液流經全身，引發各種疾病，或使疾病惡化。若進入血管，會阻擾控制血糖值的胰島素發揮作用，妨礙糖尿病治療或使其惡化；要是感染動脈血管壁，引起發炎，則會促使動脈硬化，提高腦中風或心肌梗塞的風險。

不要忽視牙周病或蛀牙，必須接受適當的治療。為了預防牙周病，要正確刷牙並清潔齒縫，以避免牙菌斑堆積。同時，每年要到牙科就診兩次，檢查是否感染牙周病，這點也非常重要。

用語解說

牙菌斑　附著在牙齒上的污垢，也稱為「齒垢」。牙菌斑約有80%是由引起牙周病或蛀牙的細菌組成。

牙周病會提高失智風險的理由

目前已得知，牙周病使人「失去牙齒」的情況，有可能會導致失智症發生。其風險為仍保有超過20顆牙齒的人的2倍。

原因是

1 生活失去活力

吃飯、對話出現障礙，因此減少外出或與人來往，長久持續著閉門不出的生活。

2 成為許多疾病的成因

牙周病菌會隨著血液流經全身，提高糖尿病等疾病的發病風險。

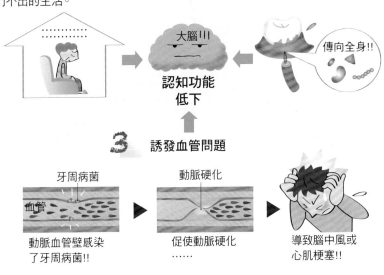

大腦

認知功能低下

傳向全身!!

3 誘發血管問題

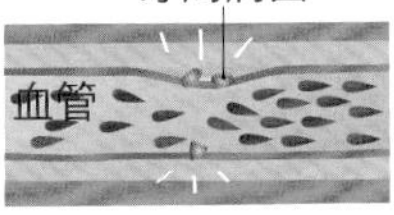
牙周病菌
血管

動脈血管壁感染了牙周病菌!!

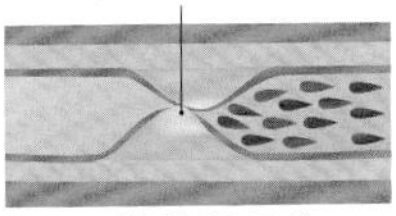
動脈硬化

促使動脈硬化……

導致腦中風或心肌梗塞!!

避免「失去牙齒」的要點，就是抑制牙菌斑

- 飯後20分鐘之內要刷牙
- 規律的飲食
- 充分咀嚼富含纖維質的食物
- 定期到牙科洗牙
- 治療蛀牙
- 咀嚼可調整口腔環境的功能型口香糖
- 晚上睡覺前盡量不飲食

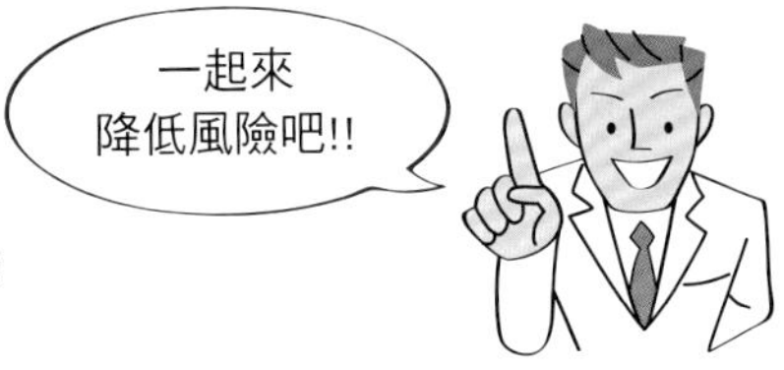
一起來
降低風險吧!!

積極與人來往，和社會產生連結

常常與人來往，和幾乎不與人來往的人，在罹患失智症的風險上究竟有何差別呢？

一項瑞典所進行的調查，得出了以下結果。以1000名獨居且幾乎沒有親朋好友來訪的人為對象，調查失智症的發病機率，1000人中有160人罹患了失智症；另一方面，以1000名與家人同住、且孩子或朋友每週會造訪1次以上的人為對象，進行相同調查，1000人中罹患失智症的只有20人。由此可知，缺乏良好人際關係的人，罹患失智症的機率多出了8倍！

人際關係良好的人，會有很多外出的機會。光是出門與人見面，就會運用到大腦。安排計劃、約好時間，且當天為了能夠準時赴約，必須逆推時間來行動。要穿什麼衣服、搭幾點的電車、見面先聊哪件事之類的，頭腦會在無意識間充分地運轉。接著，見面之後的對話、關心周遭人等行為，也會活化大腦。其實，這些事每天累積下來，也是防止認知功能衰退的訓練。

人一旦步入老年，與社會的連結無論如何都會逐漸變弱，然而失去與人交流的機會，也是導致認知能力低下的一大要因。

為了不孤立自己，除了和家人交流之外，也要重視與朋友和熟人的連繫。另外，參加當地的老人會或有興趣的社團也很好，結交新朋友可以給予大腦更多刺激，也會拓展興趣的廣度與行動範圍。

跟人和社會產生連結，就不容易得失智症

與人來往或走入社會，是「防止認知能力衰退的訓練」。

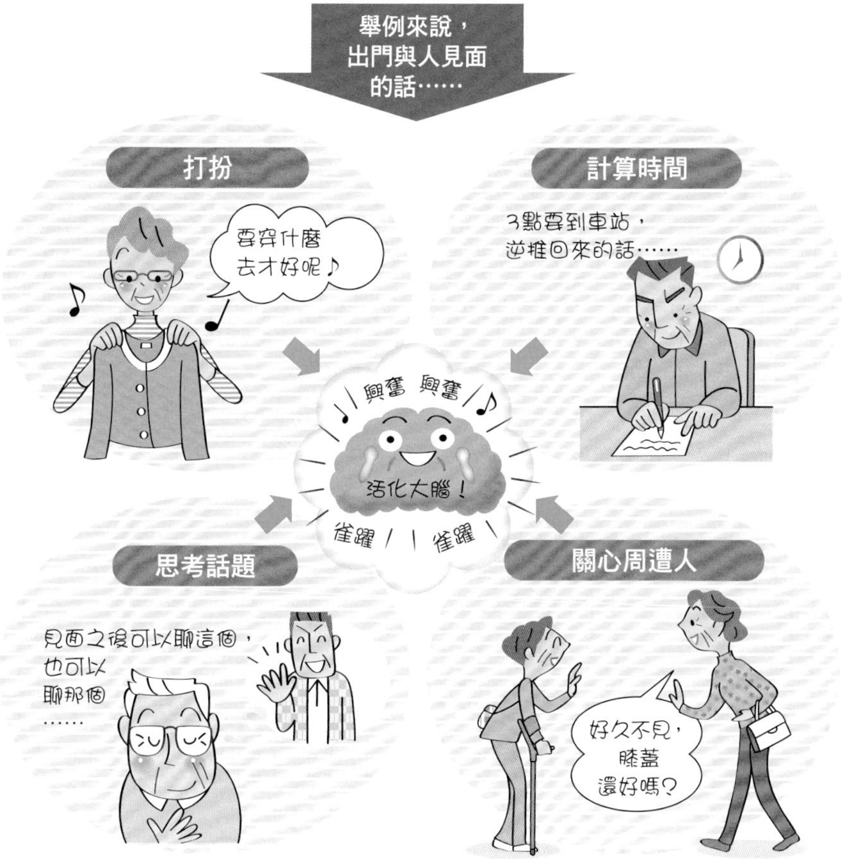
舉例來說，
出門與人見面
的話……
打扮
要穿什麼
去才好呢♪
計算時間
3點要到車站，
逆推回來的話……
興奮 興奮
活化大腦！
雀躍 雀躍
思考話題
見面之後可以聊這個，
也可以
聊那個
……
關心周遭人
好久不見，
膝蓋
還好嗎？

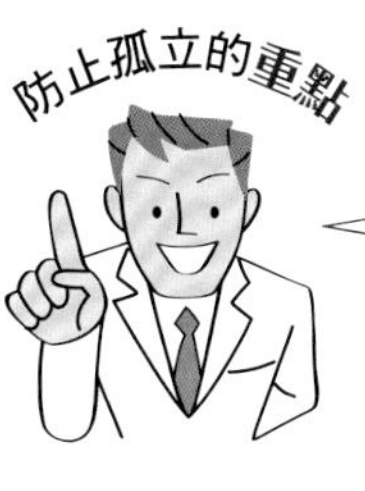
防止孤立的重點

- 常和家人、朋友、熟人聯繫
- 參加當地的集會等，結交新朋友會為腦部帶來刺激，對預防失智症很有幫助

日常的智能刺激很重要

世上有許多人，即使腦部明顯出現病態萎縮，卻不管經過多少年都沒有得到失智症。這是為什麼呢？

除了之前介紹過的生活習慣，另一個普遍被認定的原因是「大腦的可塑性*」。在大腦裡，就算某個領域的功能衰退，其他領域也可能代償失去的功能，這就稱為大腦的可塑性，一般來說，運用頭腦就能使代償功能變得發達。

從以前就常有人說「多動腦就不會痴呆」，實際上也有很多報告指出，常使用大腦智能的人不易罹患失智症，智能刺激有助於維持或提升認知功能。要預防失智症發生，平時就要過著接受智能刺激的生活，這點十分重要。

雖說是智能刺激，但也不用想得太難。日常生活中的閱讀、聽音樂、烹飪、下圍棋或象棋、旅行等活動，就充滿了刺激智能的要素。

舉個例子，要做菜時，首先必須記住菜刀的用法，還要小心避免切到手指。切好食材後，得思考烹煮的順序，並用鍋子燒水，或是準備餐具盛盤……，像這樣，一面同時處理多項工作，一面烹調。或許一般人沒有注意到，不只做菜，所有平時不經意進行的活動，都充分活用到大腦的智能。

什麼都不做，每天發呆過日子，這是最要不得的。請享受興趣，走出屋外，與人相處，換言之，「積極地生活」就可以鍛練你的大腦。

用語解說　可塑性　將物體塑造成自己所希望的形態。指可以變化的特性。

代償喪失功能、刺激智能的日常生活習慣

有時即便大腦某個領域的功能衰退，也會由其他領域來代償喪失的功能，這就稱作「大腦的可塑性」。

能促進代償功能的要素是
「過著接受智能刺激的日常生活」

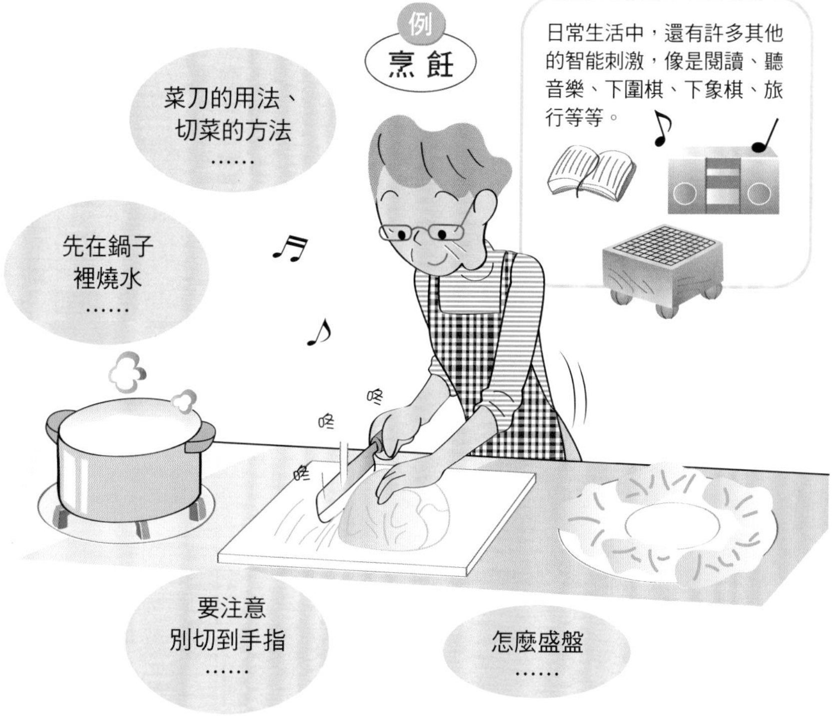
例
烹飪
日常生活中，還有許多其他的智能刺激，像是閱讀、聽音樂、下圍棋、下象棋、旅行等等。
菜刀的用法、切菜的方法……
先在鍋子裡燒水……
要注意別切到手指……
怎麼盛盤……

不只烹飪，平時不經意進行的日常活動，都能充分活用大腦的智能。

防止認知功能衰退

要記住事情，再回想起來

這裡要談的是預防失智症的另一項重點，那就是進行鍛鍊認知功能的腦力訓練。這一點都不難。

預防失智症的腦力訓練中，有3種能力希望各位能進行訓練，下面先簡單說明一下。

大腦有許多認知功能，如「記憶」、「辨識時間或場所」、「判斷事物」、「擬定計畫並實行」等等，使這些功能衰退的疾病就是失智症。可是，並非所有功能都是在失智症發病的那一刻才衰退，有些功能會從發病前就開始一點一點地退化，分別是「情節記憶」、「注意力分割能力」和「計畫能力」這3種。刻意並重點性地使用這3種能力，將有助於預防失智症。

第一種情節記憶，是「對自己經驗過的事情的記憶」，像「前天和兒子一家人吃飯」的記憶就屬於此類。鍛鍊情節記憶，就是要鍛鍊「記住最近發生的事或經驗過的事，再回想起來」的能力。

具體來說，只要「想起昨天的事」、「不忘記自己的行動」就可以了。習慣之後，也可以挑戰2天前、3天前的記憶，每天早上回想前天的早餐菜色，或者寫「2天前的日記」（3天前的日記）也是很好的方法。此外，由於不記得前一集的內容就會看不懂，所以每天收看連續劇也可以當成一種腦力訓練的方法。不論哪一種方法，最重要的是要持之以恆，請務必養成習慣。

鍛鍊認知功能的腦力訓練①——鍛鍊「情節記憶」

在預防失智症的腦力訓練中，要鍛鍊的能力有3種

1 鍛鍊「情節記憶」

2 鍛鍊「注意力分割能力」

3 鍛鍊「計畫能力」

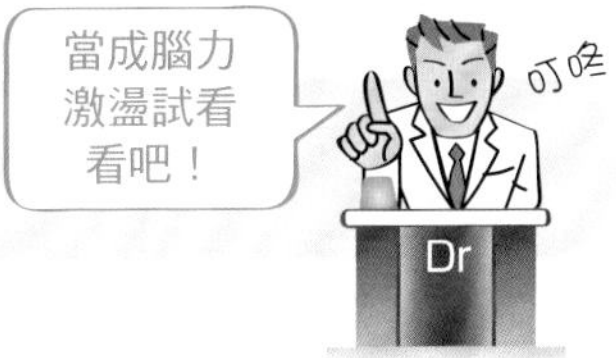
當成腦力激盪試看看吧！
叮咚
Dr

1 「情節記憶」就是記住自己曾經驗過的事

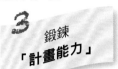

❶ 回想前天早餐的菜色

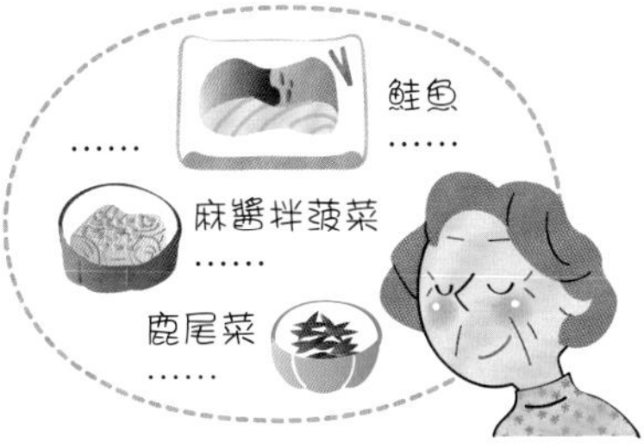
……
鮭魚……
麻醬拌菠菜……
鹿尾菜……

❷ 寫2天前的日記

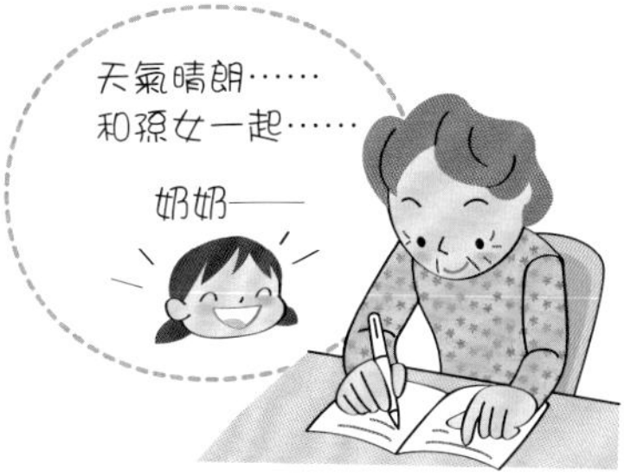
天氣晴朗……
和孫女一起……
奶奶——

鍛鍊「情節記憶」的腦力訓練

❸ 寫家計簿時不看收據

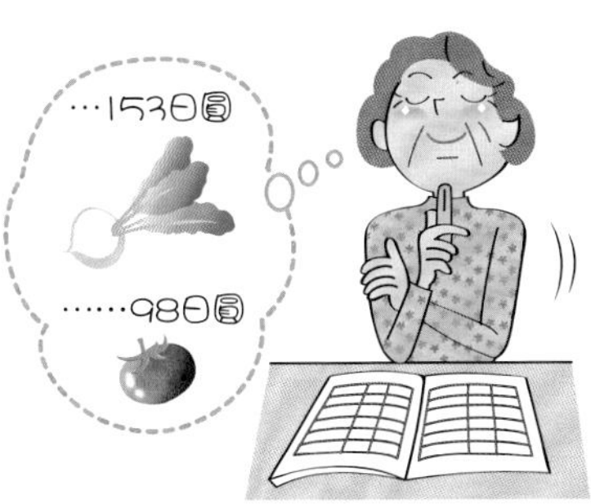
…153日圓
……98日圓

❹ 回想昨天看的電視節目內容

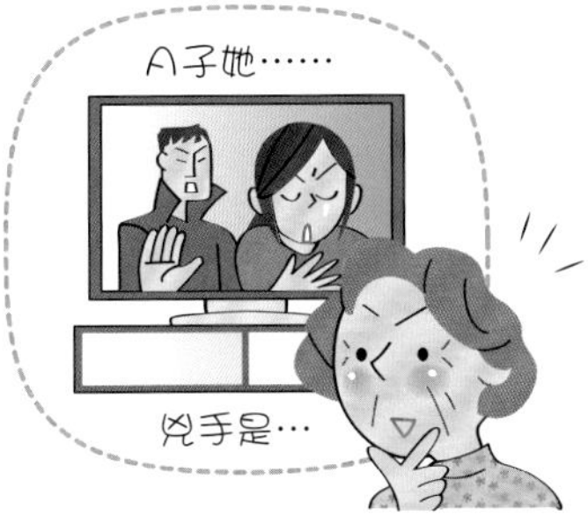
A子她……
兇手是…

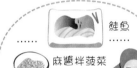

顧全整體，同時進行多項事務

第二種為了預防失智症而希望各位鍛鍊的能力，是「注意力分割能力」，一言以蔽之，就是「同時進行多項事務的能力」。或許各位會覺得聽起來好像雜技師在做的事，但事實上並非如此，我們在每天的日常生活中都會發揮這項功能。

舉例來說，「一邊打掃，一邊洗衣服」、「一邊洗碗，一邊整理桌面」等等，每個忙碌的家庭主婦都曾經做過吧！另外，能幹的業務員也會一面思考對方的心態或立場，一面斟酌言詞與對方談話，以便順利達成交易，這就是同時處理「注意對方的表情或心情」、「斟酌言詞」以及「談話」這3項工作，充分活用了注意力分割能力。

像這樣同時進行2項或3項工作的時候，將注意力分配給每項工作並確實處理的功能，就是注意力分割能力。這項功能如果衰退，去購物卻忘記購買重要物品之類的「粗心錯誤」就會變多。

鍛鍊注意力分割能力的腦力訓練，稱為「雙項任務訓練」。「雙項任務」（Dual Task）意指「同時處理2個課題」，是透過結合運動與動腦的行為，來鍛鍊注意力分割能力。

例如，在日常生活中「一邊走路，一邊聊天」、「一邊看電視，一邊做家事」、「一邊洗澡，一邊唱歌」等行為，都屬於雙項任務訓練。此外，把興趣和運動結合起來，像是「一邊散步，一邊算減法」、「一邊看歌詞，一邊唱卡拉OK」、「一邊做體操，一邊玩文字接龍」也很好，做的時候如果感到開心，會更有效果。

鍛鍊認知功能的腦力訓練②——鍛鍊「注意力分割能力」

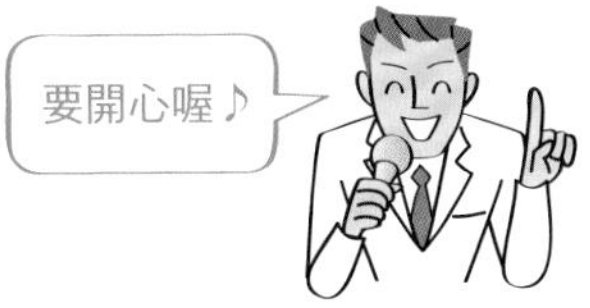
要開心喔♪

2 「注意力分割能力」是同時處理多項事務的功能

❶ 日常生活中

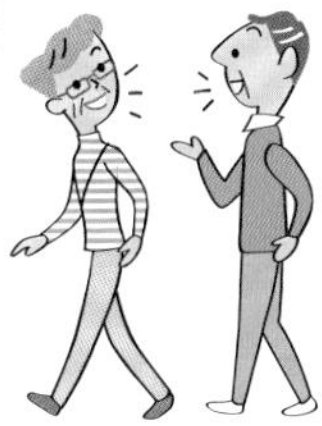

一邊散步，
一邊聊天

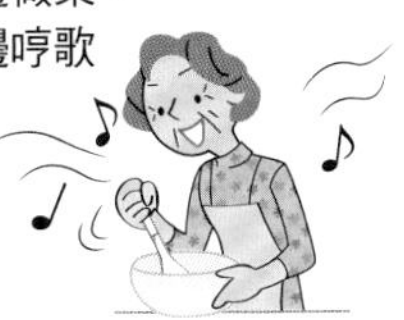

一邊做菜，
一邊哼歌

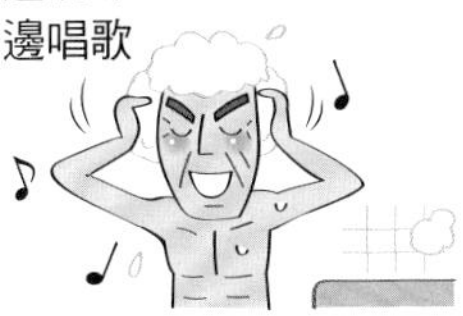

一邊洗澡，
一邊唱歌

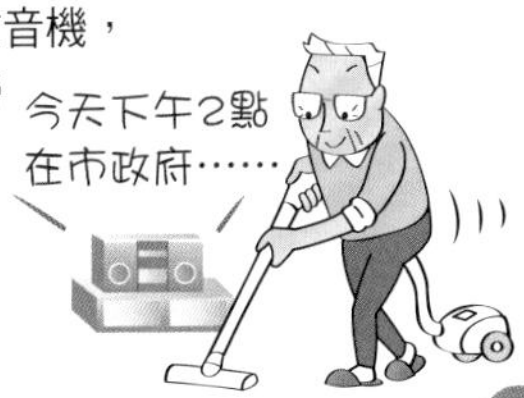
今天下午2點
在市政府……

一邊聽收音機，
一邊打掃

其他還有，一邊看電視，
一邊洗碗等等

鍛鍊「注意力分割能力」的腦力訓練

❷ 結合興趣和運動

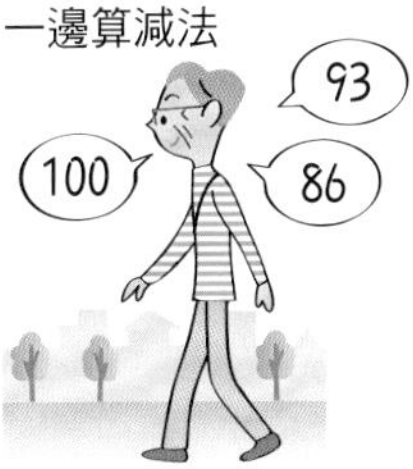
93
100
86

一邊散步，
一邊算減法

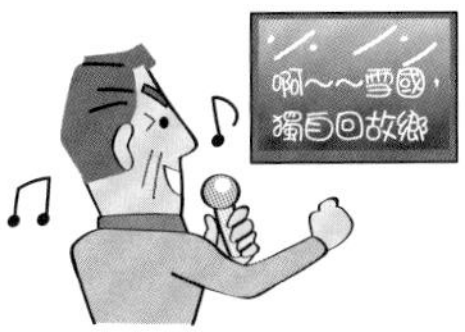
啊～～雪國，
獨自回故鄉

一邊看歌詞，
一邊唱卡拉OK

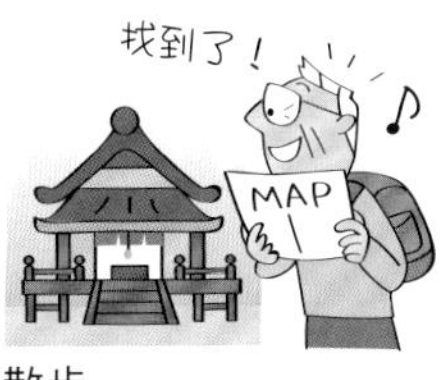
找到了！
MAP

在陌生的街道上，
一邊看地圖，一邊散步

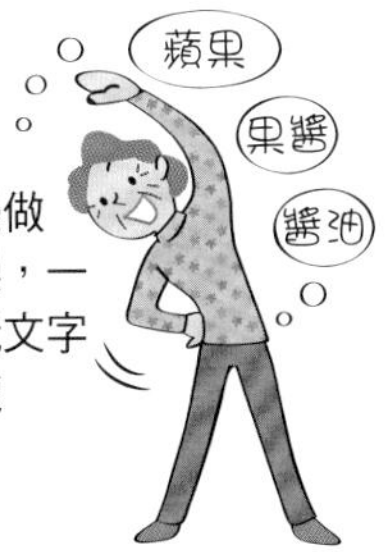
蘋果
果醬
醬油

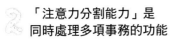

一邊做體操，一邊玩文字接龍

其他還有，一邊做肌力訓練，
一邊想俳句等等

擬定計畫，著手做新的事情

第三種為了預防失智症而希望各位鍛鍊的能力，是「計畫能力」，也就是在開始做某件事情時，為了順利進行而思考程序並實行的能力。從思考做菜的步驟，到擬定旅行計畫等等，計畫能力在日常生活中被廣泛地使用著。

計畫能力如果衰退，就會變得不想做菜，或消極地不願出門。由於不去挑戰新事物，生活會因此而變得單調，容易躲在家中閉門不出，最後大腦的認知功能將愈來愈低落。

避免計畫能力衰退的鍛鍊重點在於「積極行動」，像挑戰新菜色或擬出旅行計畫等。比方說，購物時，為了更有效率地採買而思考購物順序、到同一家店的其他樓層逛逛，或試著去平時不常去的店買東西，這些都可成為鍛鍊計畫能力的腦力訓練。

此外，做園藝、學電腦，或者下圍棋、下象棋、打麻將等動腦遊戲，都能在開心享受的同時鍛鍊計畫能力。前東京都老人綜合研究所（現為東京都健康長壽醫療中心研究所）與世田谷區，在2005～2007年進行了共同研究，參加這個包含旅行、烹飪、電腦、園藝等活動的3年計畫的高齡者，與沒有參加的人相比，情節記憶和注意力分割能力都提升了。一般認為，長時間快樂地進行能刺激計畫能力的智能活動，可以活化大腦，防止認知功能衰退。

到目前為止，分別介紹了鍛鍊情節記憶、注意力分割能力與計畫能力的腦力訓練，不過，腦力訓練若成為一種壓力，反而會有反效果。腦力訓練的重點在於，開心長久地持續下去。請尋找適合自己、符合興趣或生活型態的做法，培養出不被失智症打敗的健康大腦吧！

鍛鍊認知功能的腦力訓練③——鍛鍊「計畫能力」

「計畫能力」是著手新的事情時，為了能順利進行而思考程序並實行的能力。

❶ 一邊看食譜，一邊試做新菜色

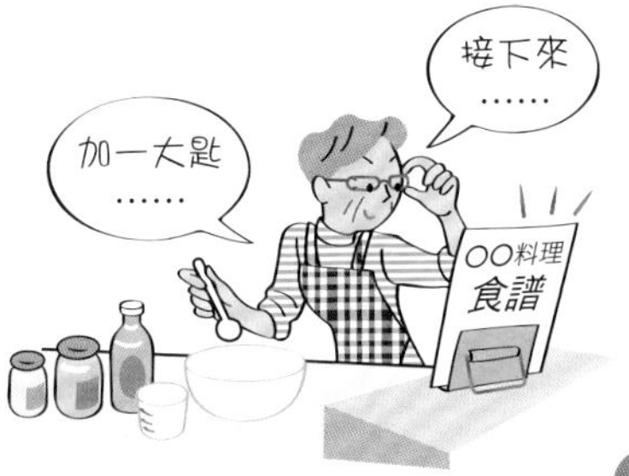

加一大匙……
接下來……
○○料理
食譜

❷ 擬定旅行計畫

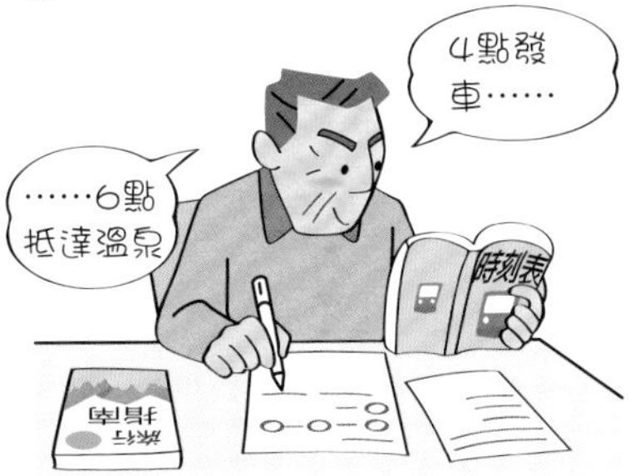

4點發車……
……6點抵達溫泉
時刻表
旅行指南

鍛鍊「計畫能力」的腦力訓練

❸ 為了讓購物更有效率，思考購買的順序

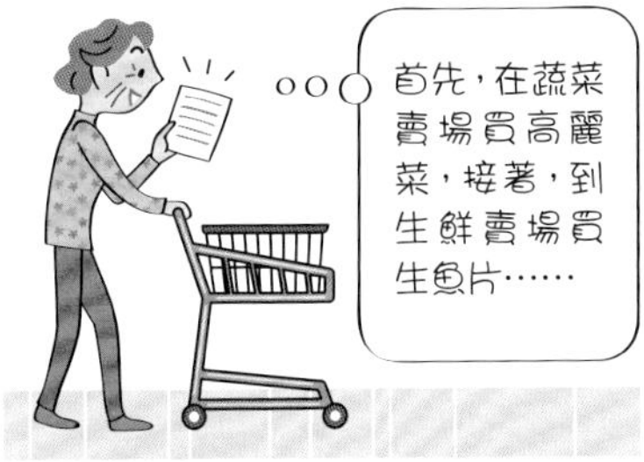

首先，在蔬菜賣場買高麗菜，接著，到生鮮賣場買生魚片……

❹ 試著去平時不常去的店裡購物

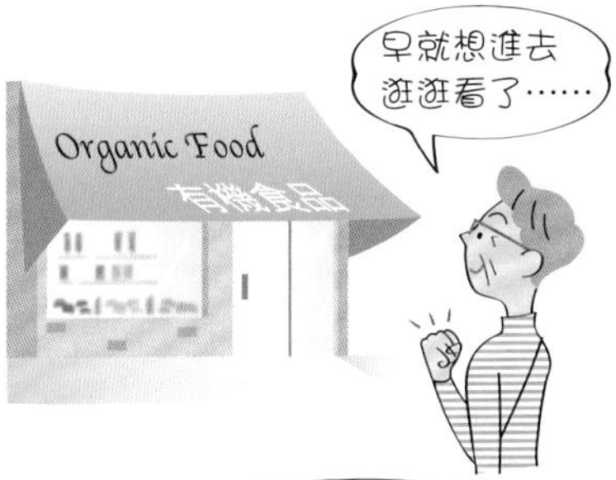

早就想進去逛逛看了……
Organic Food
有機食品

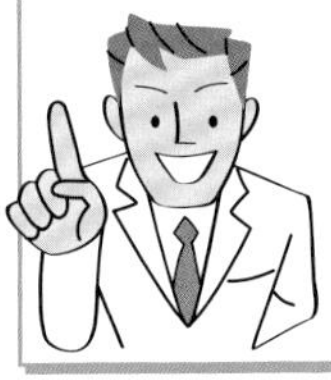

其他還有做園藝、學電腦，或者下圍棋、下象棋、打麻將等動腦遊戲，都能在開心享受的同時鍛鍊計畫能力。來擬定一個沒有壓力的計畫吧!!

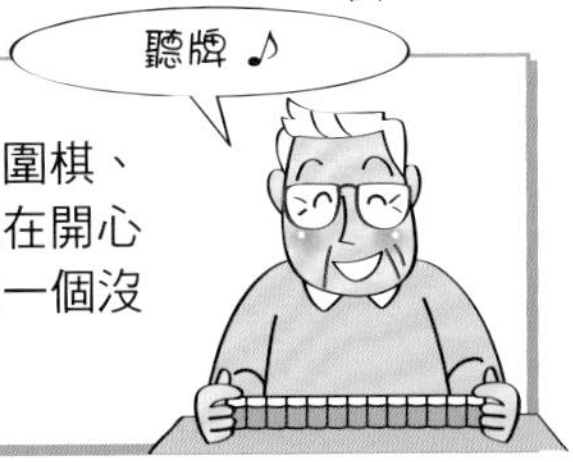

聽牌♪

column

可預防失智症!? 什麼是地中海料理？

地中海沿岸地區住著很多健康又長壽的人，因此，當地的飲食習慣從 1970 年開始受到全球的關注，各國學者陸續揭開地中海料理的養生效果，以及它與疾病之間的關聯。目前已知，地中海料理不但可預防並改善心臟病、腦中風、糖尿病或肥胖等生活習慣病，對預防失智症也很有幫助。

說起來，地中海料理是指義大利、西班牙、希臘、葡萄牙、賽普勒斯等地中海沿岸各國流傳下來的飲食習慣。或許各位不常聽到「地中海料理」這個名詞，但若改口說「義大利料理」或「西班牙料理」，應該就比較容易想像了吧？

舉例來說，西班牙海鮮燉飯、拿坡里水煮魚、香蒜辣蝦、普羅旺斯燉菜、義式生牛肉片等，就是最具代表性的地中海料理。

這些地中海料理的特徵，是使用了大量的橄欖油，海鮮、穀類、乳製品、蔬菜與水果的比例也相當均衡，肉類較少，用餐時會搭配適量紅酒。各位看出來了嗎？這與預防失智症所建議的飲食習慣（60 ～ 63 頁），是不是完全一致呢？

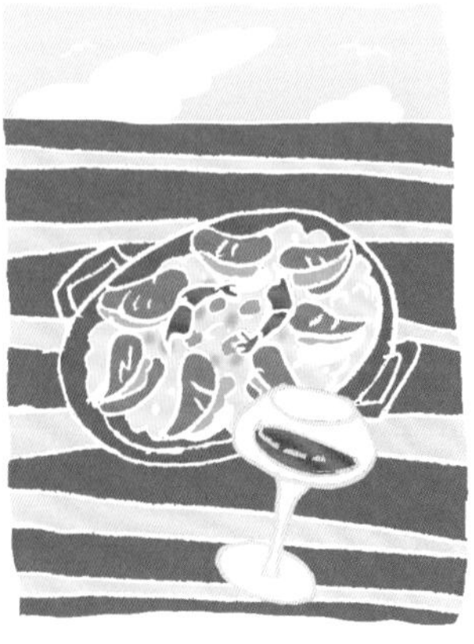

在日本，癌症與生活習慣病增加的原因之一，據說就是「飲食習慣歐美化」。然而，雖然都是西方飲食，地中海料理卻反而能預防、改善疾病。當你覺得餐桌上淨是日本料理很單調時，不妨挑戰一下地中海料理，也順便兼做腦力訓練吧！

第3章

失智症的治療

這幾年，失智症的治療方面有很大的進步，像是治療藥物的選擇變多了等等。本章將介紹抑制病情惡化的最新藥物療法，以及減輕周邊症狀的各種復健方法。

對失智症而言，早期就診很重要

有些病能治好，有些病能延緩惡化

本章將詳細介紹失智症的最新療法。各位最在意的，應該是「失智症若接受治療，能夠治好嗎？」，對吧？

從結論來看，失智症大致可分為「有可能治癒」與「可延緩症狀惡化」兩種。如同第一章提過的，有些疾病會成為引發失智症的原因，其中，因常壓性水腦症、慢性硬腦膜下血腫、甲狀腺功能低下症等疾病而引起的失智症，若在早期施以適當的治療，治癒的可能性很高。

另一方面，在失智症中佔大多數的阿茲海默型失智症、血管性失智症與路易氏體失智症則相當遺憾，目前尚未發現能夠完全治癒的療法，不過卻有延緩症狀惡化或減輕症狀的療法，也就是說，有辦法使患者盡可能長久地過著「活得像自己」的生活。

不論哪一種療法，若想奏效，最重要的是盡量在病程的早期階段開始治療。

一發現疑似失智症的症狀，家屬和患者身邊的人或許會不知所措，但請一定不要放棄或放著病情不管，因為說不定那些令人在意的症狀，是從「可治癒的疾病」所衍生出來的，就算不是，開始接受治療的時間也永不嫌早。為了找出引發失智症的原因，若出現可疑症狀，請盡早到專科醫院就診。

為了盡可能長久地「活得像自己」……

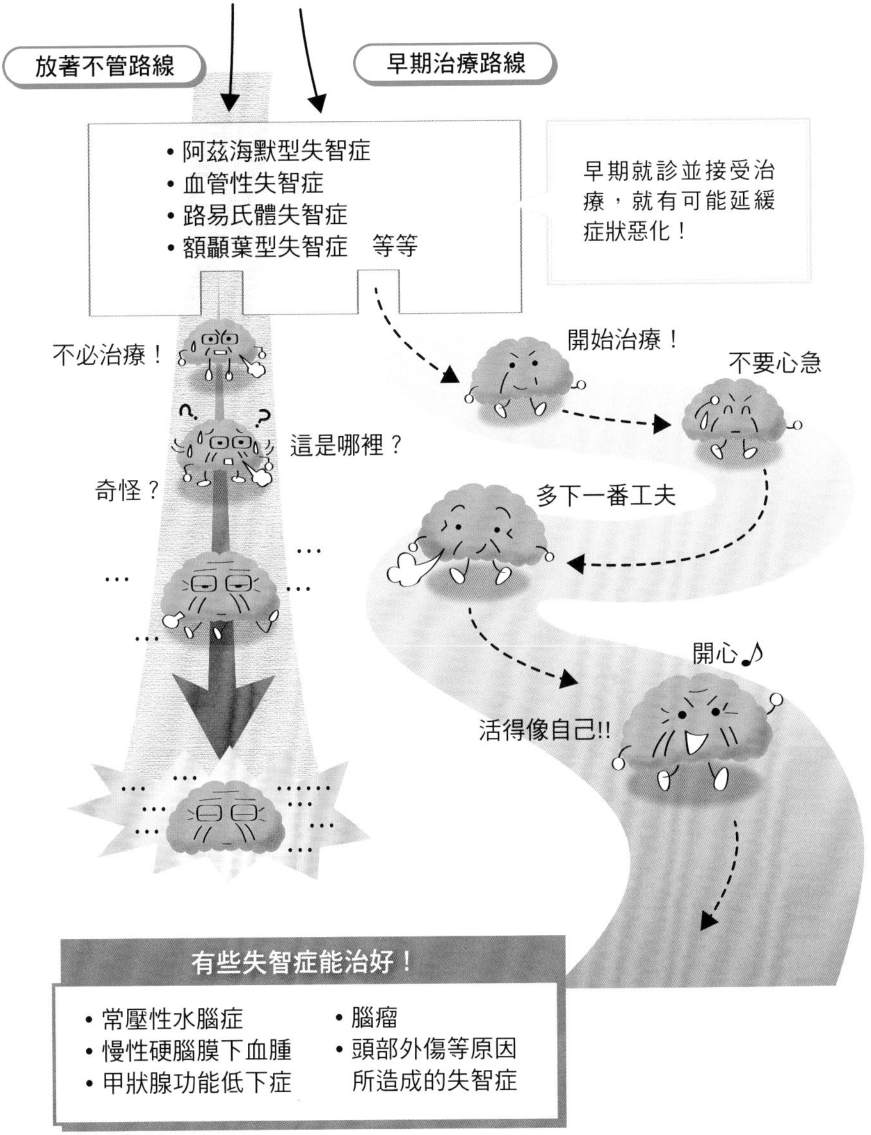
放著不管路線
早期治療路線
• 阿茲海默型失智症
• 血管性失智症
• 路易氏體失智症
• 額顳葉型失智症　等等
早期就診並接受治療，就有可能延緩症狀惡化！
不必治療！
這是哪裡？
奇怪？
……
……
……
……
開始治療！
不要心急
多下一番工夫
開心♪
活得像自己!!
有些失智症能治好！
• 常壓性水腦症
• 慢性硬腦膜下血腫
• 甲狀腺功能低下症
• 腦瘤
• 頭部外傷等原因所造成的失智症

判斷罹患失智症的可能性

診療失智症的科別，除了「精神科」、「神經科」、「神經內科」、「老年醫學科」、「老年科」之外，最近有些醫院還設有專門處理失智症的「記憶門診」及「失智症門診」。如果不清楚哪裡有這些診療科別，或不知道該看哪一科才好，到家庭醫生或地區綜合支援中心*諮詢也是一種方法。

前往醫院就診時，一開始會先進行「問診」。像是「日常生活中有哪些感到困擾的事」、「從什麼時候開始的」等，與症狀有關的問題，另外，還會詢問有無其他疾病、平時服用的藥物、家族的失智症病史等。由於患者本人可能無法正確回答，問診時家人或身邊的人最好也陪同前往、提供協助比較好。

這麼一來，醫生也可以向家人詢問狀況，或許會有一些不方便在患者本人面前詢問的事情，可請患者到接待室等候，讓家人單獨接受問診。

問診時，醫生並不只是單純地問問題，也會觀察患者目光的游移、聲音及表情等等，判斷究竟是失智症，還是單純生理上的老化現象。

問診後，接著要進行的是「認知功能測驗」。測驗的方法有很多種，一般常用的是「長谷川式簡易智能評估量表」，此表提出和記憶力、定向力、計算力或注意集中力等認知功能有關的9項問題，若在滿分30分之中只得到20分以下，就會懷疑可能罹患了失智症。另外，由於這項測驗是為了從客觀角度掌握患者的認知功能是否低下，以及低下的程度，因此就算患者本人無法順利回答，家人也請不要出手幫忙，在一旁看著就好。

用語解說 地區綜合支援中心　日本各市町村所設置的機構，作為高齡者在其居住地區中的支援據點，有些地區還會設有照護諮詢窗口。

問診時，會詢問下列問題

不只患者本人，也會詢問家人等陪同前往、提供照料的人相同的問題。　　※（ ）是對家人的提問

〈當事人〉 現在有什麼事情困擾著你嗎？
〈家人〉 （出現什麼症狀呢？）

〈當事人〉 是從什麼時候開始的？
〈家人〉 （何時開始注意到症狀？）

〈當事人〉 是突然發生的嗎？還是不知不覺中慢慢發生的？
〈家人〉 （同上）

〈當事人〉 症狀會每天不同，或在一天之中一下很嚴重，一下又好轉嗎？
〈家人〉 （同上）

〈當事人〉 目前患有其他疾病嗎？
〈家人〉 （同上）

〈當事人〉 之前曾罹患過重大疾病嗎？
〈家人〉 （同上）

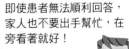

〈當事人〉 目前有正在服用的藥物嗎？
〈家人〉 （同上）

〈當事人〉 有血緣關係的家人中，有人得過失智症嗎？
〈家人〉 （同上）

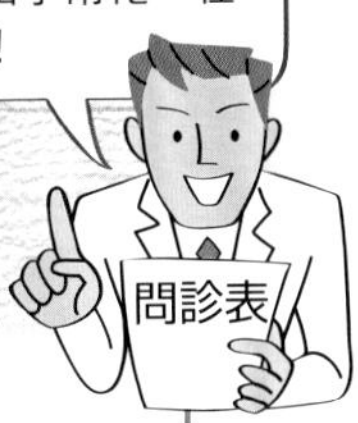

醫生會觀察患者目光的游移、聲音及表情等，判斷罹患失智症的可能性。

透過＜長谷川式簡易智能評估量表＞（滿分30分），客觀診斷認知功能是否低下，以及低下的程度。

20分以下就有可能罹患了失智症。

檢查是否罹患導致失智症的疾病

透過問診與認知功能測驗診斷後，若罹患失智症的可能性很高，就會進行檢查，調查原因。檢查大致分為調查大腦內部病變的成像檢查，以及調查全身狀態的檢查。

成像檢查中，檢查大腦形狀或病變的有「CT」（電腦斷層掃描）與「MRI」（磁振造影）；檢查大腦運作的有「SPECT」（單光子電腦斷層掃描）、「PET」（正子斷層掃描）等等，其中，用於診斷失智症的代表性檢查是「MRI」與「SPECT」。

MRI是使用電磁波，從各種不同的角度拍攝大腦內部，將大腦輪切似的剖面圖做成影像，得到的影像比X光或CT更加清晰，可以看出大腦是否萎縮、發生腦梗塞的部位，或是有沒有腦瘤。

SPECT是將一種被稱為「放射性同位素」的放射性醫藥品打入靜脈，調查腦部的血流狀態。腦部血流會反映出腦部的代謝情形，也就是大腦的運作情況，透過觀察大腦哪個部位的血流緩慢，便可得知大腦功能運作不良的部位。

綜觀這些檢查結果，就可鑑定失智症的發生原因是阿茲海默症，還是腦血管病變，或者是其他疾病。

至於調查全身狀態的檢查，有血液檢查、尿液檢查、血壓測量、X光檢查、心電圖檢查等等。為了不放過像甲狀腺功能低下症所引起的失智症等「有治癒可能的失智症」，這些檢查也很重要。順帶一提，是否有甲狀腺功能低下症，經過血液檢查就會知道。假如透過成像檢查懷疑患有常壓性水腦症，有時也會以針刺腰椎採取少量脊髓液，以進行脊髓液檢查。

失智症成因的鑑別檢查

調查大腦形狀與病變的成像檢查

〔MRI〕（磁振造影）　箭頭部分是發生病變之處。

額顳葉型失智症

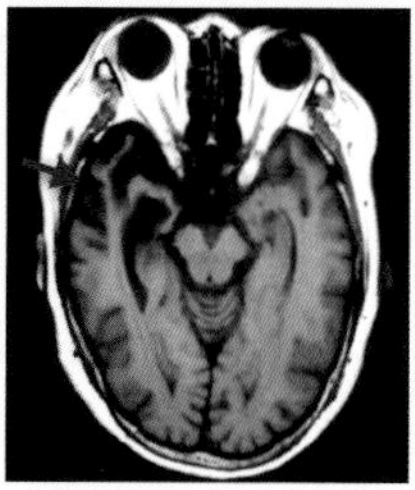

阿茲海默型失智症

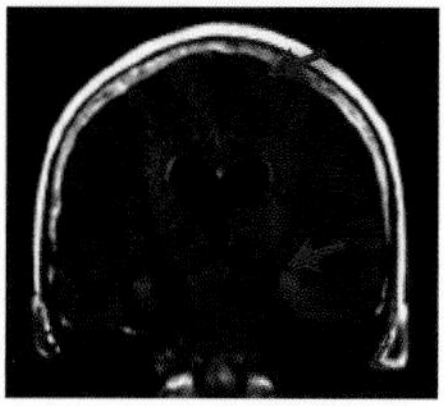

血管性失智症

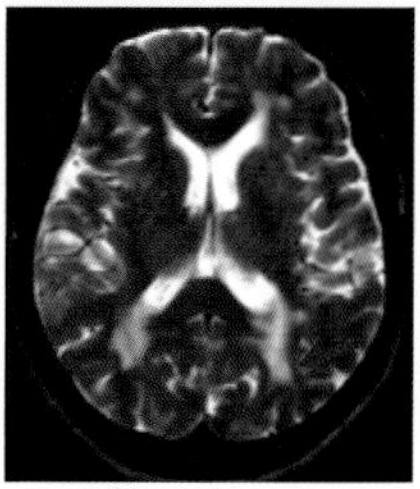

常壓性水腦症

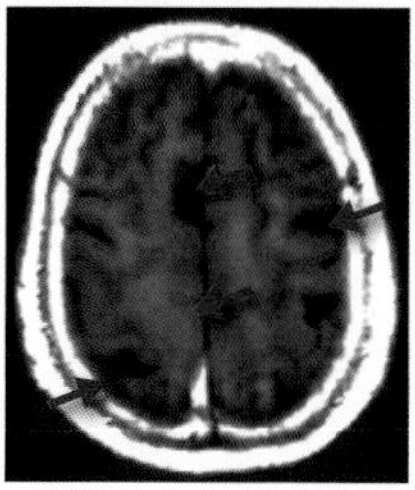

其他調查全身狀態的檢查

- ○血液檢查
- ○尿液檢查
- ○血壓測量
- ○Ｘ光檢查
- ○心電圖檢查
- ○脊髓液檢查　等等

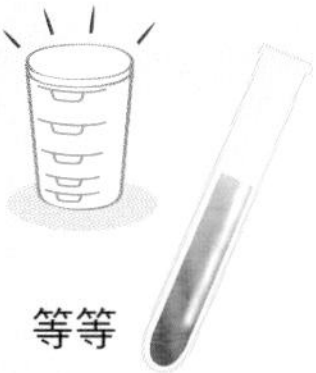

調查大腦運作情形的成像檢查

〔SPECT〕（單光子電腦斷層掃描）

阿茲海默型
失智症

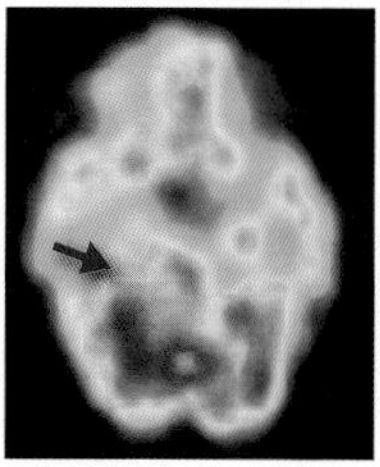

路易氏體
失智症

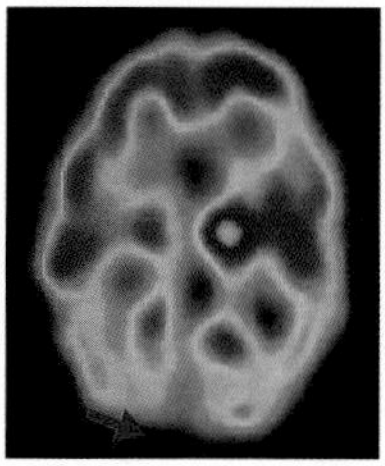

阿茲海默型失智症，在箭頭所指部分的血流較緩慢。

〔PET〕（正子斷層掃描）

阿茲海默型
失智症

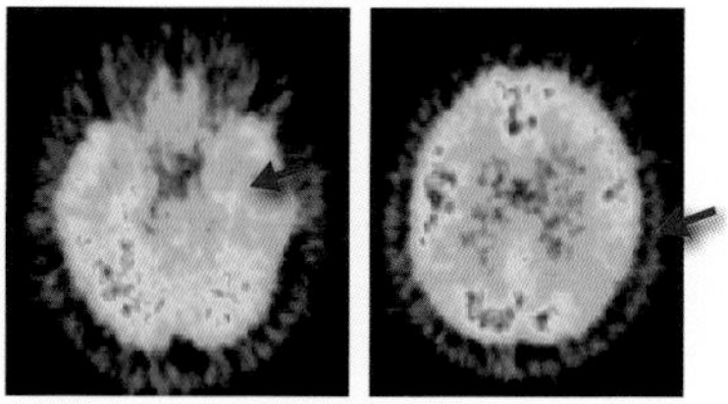

大腦運作良好的地方會顯示黃色～紅色，箭頭所指的部分則表示運作不佳。

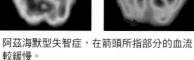

失智症的治療方法

藥物療法與非藥物療法

發現導致失智症的疾病之後，就可以開始進行治療了。

像常壓性水腦症或甲狀腺功能低下症所引起的失智症這類，有治癒可能的失智症，只要治療源頭的疾病，就能恢復健康或改善病情。

可是，阿茲海默型失智症、血管性失智症或路易氏體失智症等，目前則尚未發現根治辦法，以及能完全阻止病情惡化的療法。因此，「盡量延長患者與家人能過較好生活的時間」，是這些失智症眼下的治療目標。

具體的治療方法，分為「藥物療法」與「非藥物療法」。

用於藥物療法的藥物，會因失智症的成因而有所不同，大致上可分為2種，一種是能延緩失智症惡化的藥物，另一種是可減輕問題行為等周邊症狀的藥物。不過，失智症常受患者本人的心理狀態影響，光靠藥物療法的治療效果有限。

於是，作為非藥物療法的一種，常與藥物療法併用的就是「復健」。失智症的復健是透過各種不同活動來活化大腦，以維持、提升剩餘的功能，並減輕周邊症狀。

此外，非藥物療法也很重視日常生活的「照護」。關於失智症的照護方式，會在第4章詳細說明，本章就先來看看失智症的主要藥物療法吧！

失智症的治療主要分為「藥物療法」與「非藥物療法」

藥物療法

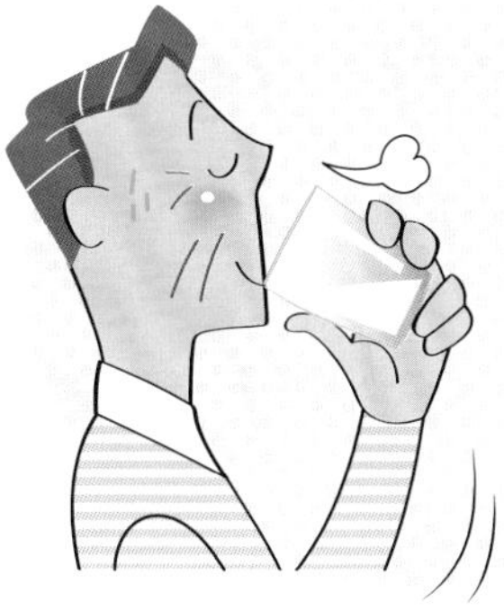

- 延緩失智症病情惡化的藥物
- 減輕失智症周邊症狀的藥物

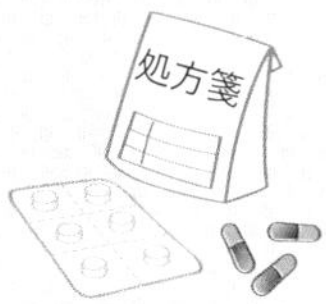

非藥物療法

復健

- 刺激大腦逐漸衰退的功能，或促使以往沒用到的神經細胞運作
- 讓患者有活著的真實感，且擁有自信

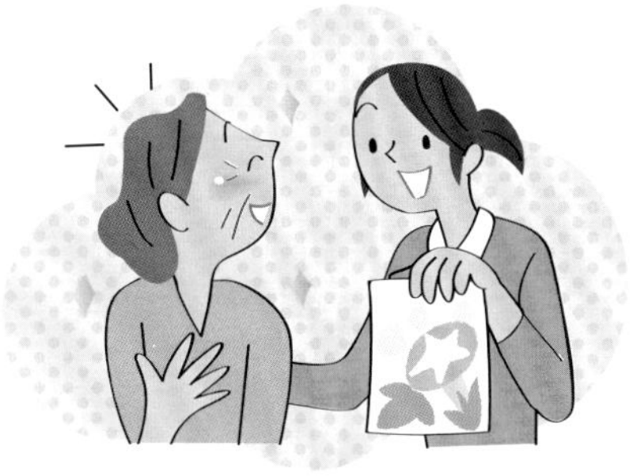

照護（第 4 章）

- 給予患者安心、安全的感覺

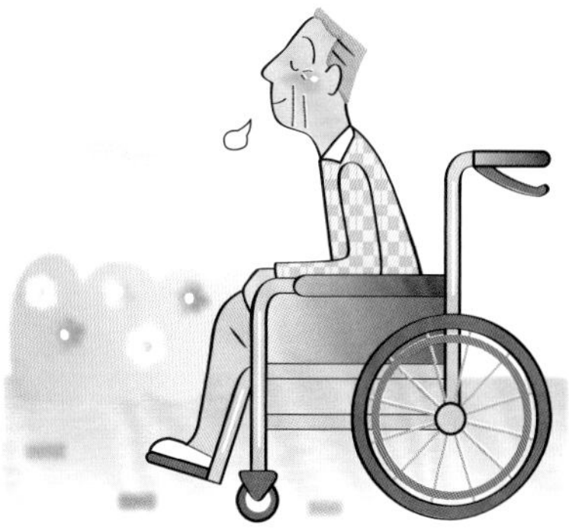

抑制阿茲海默型失智症的惡化

保護神經傳導物質的膽鹼酶抑制劑

有很長的一段時間，醫界都沒有發現對失智症有效的藥物。1999年，日本首次出現阿茲海默症的治療藥物「多奈哌齊」（Donepezil，商品名：愛憶欣）。

現在我們知道，阿茲海默症患者的大腦內部缺乏「乙醯膽鹼」這種物質。乙醯膽鹼是大腦內部的神經細胞為了傳遞訊息所分泌的一種「神經傳導物質」，與記憶和學習等認知功能有著深刻的關係。而阿茲海默症，一般認為主要是乙醯膽鹼不足導致認知功能低下所致（膽鹼性假說）。

藉著阻礙分解乙醯膽鹼的酵素「膽鹼酯酶」運作，以調節乙醯膽鹼濃度的藥物，稱為「膽鹼酶抑制劑」。多奈哌齊是世界首見的膽鹼酶抑制劑，用於以記憶障礙為首的失智症核心症狀，其延緩失智症病情惡化的效果已獲得認可。

自從多奈哌齊出現以來，失智症的治療有了長足的進步。2011年，「加蘭他敏」（Galantamine，商品名：利憶靈）、「重酒石酸卡巴拉汀」（Rivastigmine，商品名：Rivastach、憶思能）這兩種膽鹼酶抑制劑亦獲得認可，藥物的選擇也變得更多了。

即使同樣是膽鹼酶抑制劑，這3種藥物的作用機制、用法與適應症等都不一樣，因此可配合失智症的病情或身體狀況來做選擇。此外，若使用後沒有出現預期的效果，也可改用其他藥物。

保護「乙醯膽鹼」的藥物「膽鹼酶抑制劑」

一般認為，缺乏與記憶、學習有關的物質「乙醯膽鹼」，是導致阿茲海默症的一大要因（膽鹼性假說）。

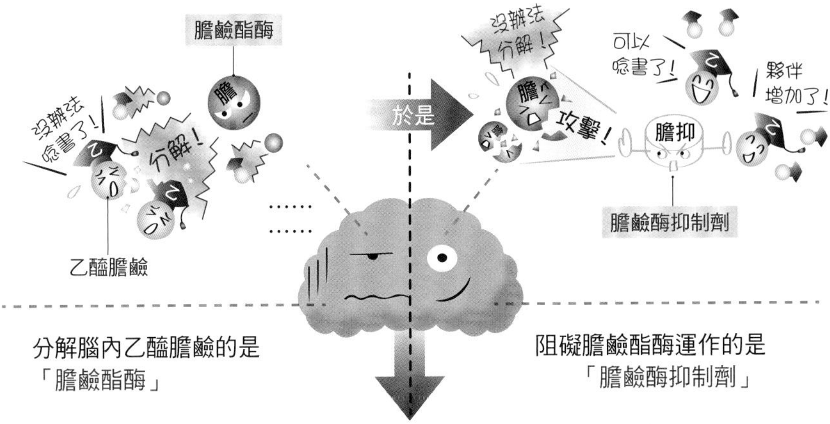

分解腦內乙醯膽鹼的是「膽鹼酯酶」
阻礙膽鹼酯酶運作的是「膽鹼酶抑制劑」

靠著膽鹼酶抑制劑，就能保有適當濃度的乙醯膽鹼，延緩記憶障礙等失智症的症狀惡化，此效果已獲得認可。

■ 膽鹼酶抑制劑的種類 ■

一般名稱（商品名）	作用・特徵	適應症	劑型
多奈哌齊（愛憶欣）	• 阻擋膽鹼酯酶 • 對路易氏體失智症也有效	• 輕度～重度的阿茲海默型失智症 • 路易氏體失智症	錠劑、口腔內崩散錠、細粒劑、口服凝膠
加蘭他敏（利憶靈）	• 阻擋膽鹼酯酶 • 增加乙醯膽鹼的分泌量	• 輕度～中度的阿茲海默型失智症	錠劑、口腔內崩散錠、內服液
重酒石酸卡巴拉汀（Rivastach、憶思能）	• 阻擋膽鹼酯酶 • 阻擋分解乙醯膽鹼的丁醯膽鹼酯酶 • 貼片形式，適合吃藥容易引起腸胃不適者	• 輕度～中度的阿茲海默型失智症	貼片

※口腔內崩散錠＝能在口中迅速溶解的錠劑，也稱為「OD錠」。

防止神經細胞遭破壞的NMDA受體拮抗劑

阿茲海默型失智症還有另一種有效的藥物，是在2011年獲得認可的「美金剛胺」（Memantine）。

先前介紹過的膽鹼酶抑制劑，是著眼於阿茲海默症患者「乙醯膽鹼不足」這一點予以治療；而美金剛胺與膽鹼酶抑制劑不同，針對的是阿茲海默症患者「谷氨酸過剩」的問題。

谷氨酸是一種興奮性神經傳導物質，與乙醯膽鹼一樣，在記憶與學習上擔任重要的角色，而阿茲海默症患者的腦內，會分泌出過量的谷氨酸。聽到這裡，各位應該會想：「如果和記憶與學習有關的谷氨酸過剩，記憶力應該會變好才對呀？」可是，雖然谷氨酸對於記憶與學習來說是不可欠缺的物質，但如果過剩了，就會嚴重破壞腦神經細胞。「谷氨酸假說」認為，這是導致阿茲海默症的一大要因。

神經細胞分泌出的谷氨酸，會被另一個神經細胞的「NMDA受體」*捕捉，而進入該神經細胞之中。美金剛胺會與NMDA受體結合，阻擋過量釋出的谷氨酸進入，藉此保護神經細胞。不過，當記憶與學習的相關訊息到達，也就是在動腦的時候，美金剛胺會離開受體，使記憶與學習訊息易於傳遞（參照下頁）。像這樣作用於NMDA受體的藥物，稱為「NMDA受體拮抗劑」。

美金剛胺對於延緩阿茲海默型失智症惡化，以及鎮定興奮的作用，已受到醫界認可。

用語解説　NMDA受體　NMDA = N - Methyl - D - Aspartic acid。作為一種捕捉谷氨酸的受體，它的正式名稱為「NMDA型谷氨酸受體」。

抑制會破壞神經細胞的過剩谷氨酸

谷氨酸和乙醯膽鹼一樣，是在記憶與學習上擔任重要角色的神經傳導物質。

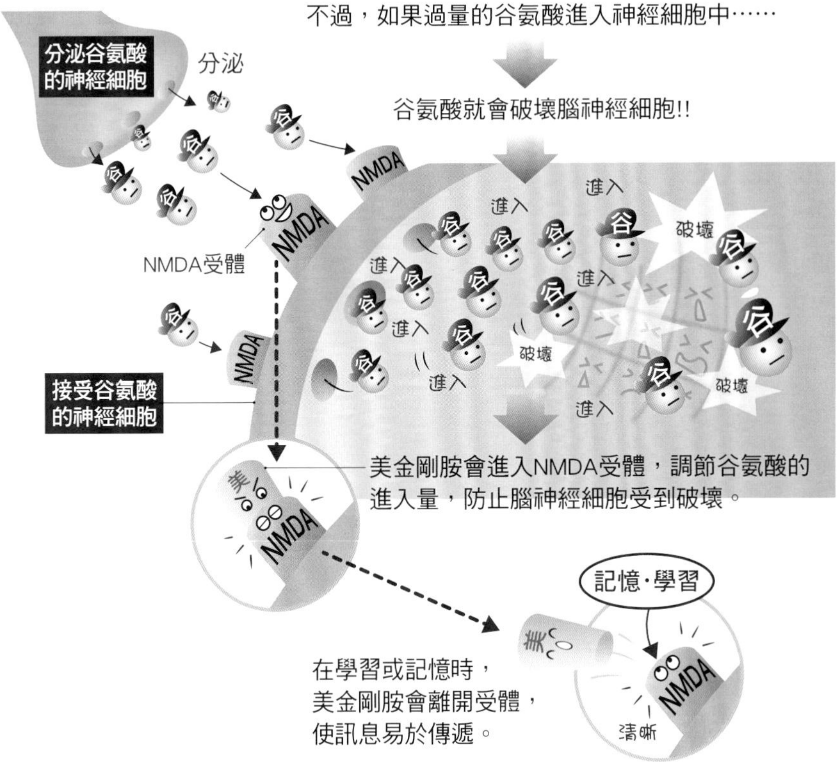
不過，如果過量的谷氨酸進入神經細胞中……
分泌谷氨酸的神經細胞
分泌
谷氨酸就會破壞腦神經細胞!!
NMDA受體
進入
破壞
接受谷氨酸的神經細胞
美金剛胺會進入NMDA受體，調節谷氨酸的進入量，防止腦神經細胞受到破壞。
記憶·學習
在學習或記憶時，
美金剛胺會離開受體，
使訊息易於傳遞。
清晰

■ NMDA受體拮抗劑的種類 ■

一般名稱（商品名）	作用·特徵	適應症	劑型
美金剛胺（美憶）	• 進入NMDA受體，阻擋過剩的谷氨酸 • 防止神經細胞遭受破壞 • 亦有鎮定興奮的作用	• 中度～重度的阿茲海默型失智症	錠劑、口腔內崩散錠

※口腔內崩散錠＝能在口中迅速溶解的錠劑，也稱為「OD錠」。

使用阿茲海默症治療藥物的注意事項

在使用阿茲海默症的治療藥物時，有一些事情希望各位注意。

首先，是關於副作用的問題。服用膽鹼酶抑制劑後，有時會出現噁心、嘔吐、食欲減退或下痢等消化道症狀。另外，雖然情況並不嚴重，不過多奈哌齊和加蘭他敏有時也會導致焦躁、興奮或不穩定*等症狀。倘若副作用很強，可以試著替換其他藥物。

在這一點上，重酒石酸卡巴拉汀由於是貼片，成分是從皮膚吸收進入血管，故很少發生消化道的副作用症狀。不過，重酒石酸卡巴拉汀會在貼的部位造成紅腫，必須多加注意。每天更換貼的位置，對於防止紅腫有一定的效果。

美金剛胺的副作用有暈眩、頭痛、便祕和睏倦等等，當這些副作用出現時，請諮詢主治醫生。

接下來是關於藥物的併用。同類型的藥，也就是同樣屬於膽鹼酶抑制劑的藥物，不可兩種以上同時使用。不過，NMDA受體拮抗劑的藥理作用不同，因此可以與膽鹼酶抑制劑併用。服用膽鹼酶抑制劑後，若病程發展到中度，可試著追加NMDA受體拮抗劑。

還有一點希望各位事先注意，不管是哪一種阿茲海默症的治療藥物，都無法完全阻止病情惡化。病程愈往後發展，藥物的效果就變得愈低，不過和沒有使用藥物的人相比，惡化的速度還是會緩慢得多。雖然不該對藥物抱持過度的期待，但也不要放棄希望，正確地服用醫生開立的藥物吧！

用語解說　不穩定　指對周遭的警戒心強、過動、無法冷靜的狀態，會採取大叫、胡鬧、施加暴力等行為。

使用阿茲海默症治療藥物時的注意事項

■ 主要副作用 ■

一般名稱（商品名）	作用·特徵	對應範例
多奈哌齊（愛憶欣）	噁心、嘔吐、食欲減退、下痢，極少情況下會引起焦躁、不穩定及興奮的狀態 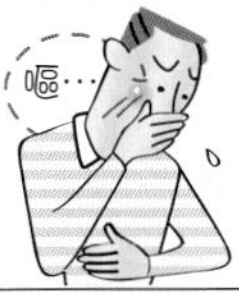	替換成其他阿茲海默症治療藥物
加蘭他敏（利憶靈）	噁心、嘔吐、食欲減退、下痢、暈眩、頭痛，極少情況下會引起焦躁、不穩定及興奮的狀態 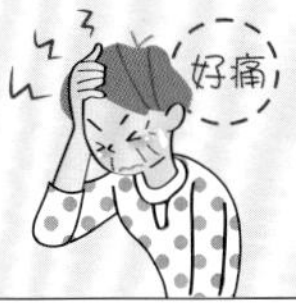	替換成其他阿茲海默症治療藥物
重酒石酸卡巴拉汀（Rivastach、憶思能）	貼片所貼的部位發癢、紅腫，極少情況下會引起噁心 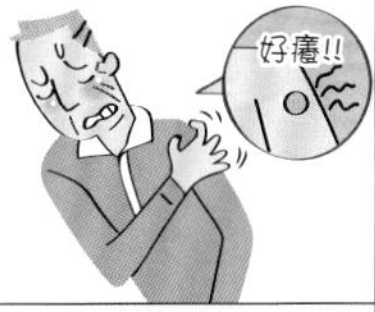	每天改變貼藥的部位
美金剛胺（美憶）	暈眩、頭痛、便祕、睏倦 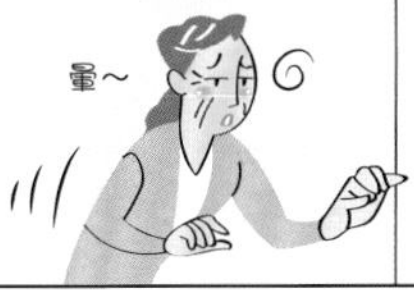	改用膽鹼酶抑制劑

■ 藥物的併用 ■

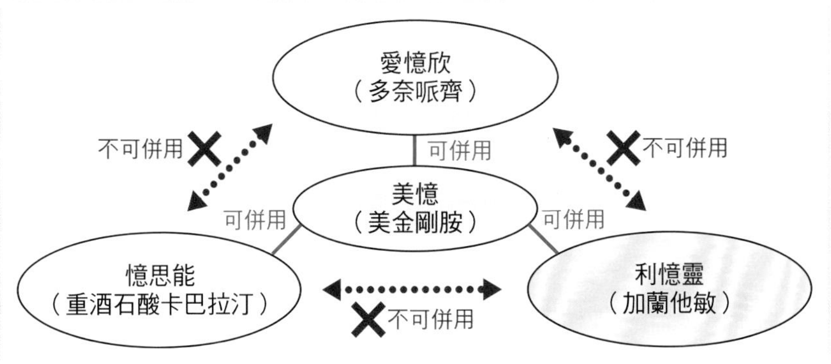

減輕周邊症狀的藥物

抑制幻覺、攻擊性、焦躁及興奮的藥物

周邊症狀會伴隨問題行為或憂鬱症狀等核心症狀出現，這回要介紹的，就是減輕周邊症狀的藥物。

失智症發病後，有時會出現各種周邊症狀而引發問題。周邊症狀的表現方式因人而異，患者本人的身體狀況、生活環境、家人或周遭人的對待等，常常都會成為誘因。所以，最重要的是要重新評估、改善照護方法或生活環境，並以後面所介紹的非藥物療法來加以應對。

如果這麼做症狀還是無法改善，醫生可能就會開立藥物來加以治療。常用於幻覺或妄想、言語或行為暴力、焦躁及興奮等周邊症狀的藥物，是「抗精神病藥物」和「鎮痙劑」。

引起周邊症狀時，一般認為腦內會處於異常興奮的狀態，而抗精神病藥物或鎮痙劑具有暫時穩定腦內異常興奮的作用。

抗精神病藥物的種類繁多，目前常使用於失智症周邊症狀的藥物有「理思必妥」（Risperdal）、「奧氮平」（Olanzapine）、「喹硫平」（Quetiapine）、「阿立哌唑」（Aripiprazole）等等；鎮痙劑則有「丙戊酸」（Valproic acid）、「卡馬西平」（Carbamazepine）等等。

然而，對於顫抖、暈眩、步行障礙或身體動作不穩等巴金森氏症的症狀來說，這些藥物的藥效太強，有時可能造成患者精神活動力低下、過度鎮靜的狀況。這些副作用會使患者的ＱＯＬ（生活品質）低落，必須多加注意。

主要的「抗精神病藥物」與「鎮痙劑」

症 狀	藥名	藥的種類	推薦等級
幻覺、妄想	理斯必妥	抗精神病藥物	B
	奧氮平	抗精神病藥物	B
	喹硫平	抗精神病藥物	C1
攻擊性	理斯必妥	抗精神病藥物	C1
焦躁、興奮	理斯必妥	抗精神病藥物	B
	喹硫平	抗精神病藥物	B
	奧氮平	抗精神病藥物	B
	阿立哌唑	抗精神病藥物	B
	丙戊酸	鎮痙劑	C1
	卡馬西平	鎮痙劑	C1

※出自「失智症疾患治療指南 2010」（日本神經學會）

推薦等級

A：有科學根據，強烈推薦
B：有科學根據，推薦
C1：無科學根據，依然推薦

注意「惡性症候群」！

抗精神病藥物有時會帶來「惡性症候群」這種嚴重的副作用。惡性症候群是伴隨發燒、肌肉僵硬、自律神經失調（低血壓、起身時頭暈、發汗、口乾、尿不出來）等症狀的意識障礙。雖然是非常少見的副作用，一旦發作就攸關性命。在服用抗精神病藥物期間，若發生原因不明的高燒、手腳顫抖、身體僵硬、心搏過速等初期症狀，就要直接與主治醫生或藥劑師討論。

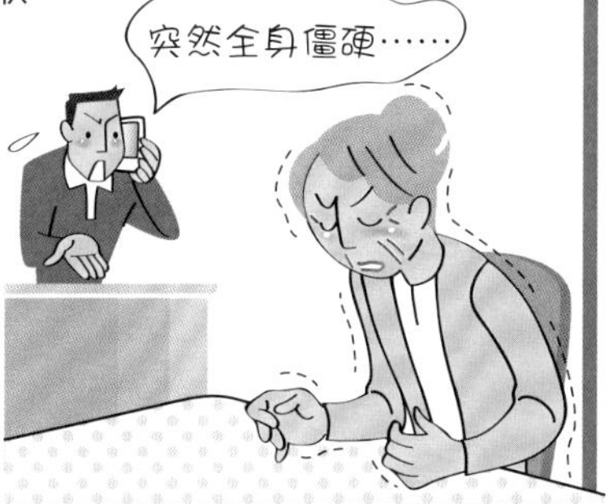

抑制憂鬱症狀的藥物

在失智症初期，強烈指出或責怪患者的健忘或失敗，很容易招來憂鬱症狀。時常伴隨著心情沮喪、消極、不安或睡眠障礙等憂鬱症狀，除了使患者感到痛苦之外，也會奪走他們接受復健等治療的意願，最終導致其他周邊症狀變得嚴重或使病情惡化。

面對憂鬱症狀的基本態度，是「不要讓患者感到不安」。責罵和指責就不用說了，對失智症患者而言，激勵或勉強逼迫也會使他們覺得痛苦。改變對待患者的方式，就能改善憂鬱症狀。

然而，當這麼做也無法改善症狀，或症狀表現得過於強烈時，醫生可能會開立「抗憂鬱藥物」，常用於治療失智症憂鬱症狀的藥物有「SNRI」（血清素與正腎上腺素回收抑制劑）或「SSRI」（選擇性血清素再吸收抑制劑）等等，這些藥物能夠提高神經傳導物質「血清素」或「正腎上腺素」的濃度。

血清素或正腎上腺素，是與心情、幹勁、集中力等有關的神經傳導物質，在陷入憂鬱狀態的人的大腦之中，這些物質的濃度極低。SSRI可以提高血清素的濃度，SNRI則可提高血清素與正腎上腺素兩者的濃度，透過這樣的作用就能改善憂鬱症狀。

雖然這些藥物的安全性相對較高，但還是可能出現噁心或嘔吐、下痢或腹痛等副作用。此外，若突然停藥，有時不安或焦躁等症狀反而會變得更嚴重。請遵從醫生指示的用法與用量服用。

改善失智症「憂鬱症狀」的藥物

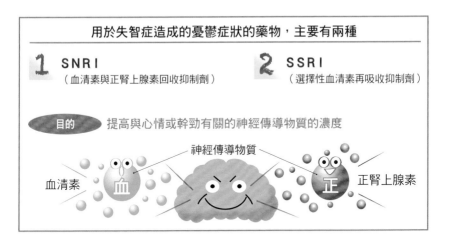

用於失智症造成的憂鬱症狀的藥物，主要有兩種

1 SNRI
（血清素與正腎上腺素回收抑制劑）

2 SSRI
（選擇性血清素再吸收抑制劑）

目的 提高與心情或幹勁有關的神經傳導物質的濃度

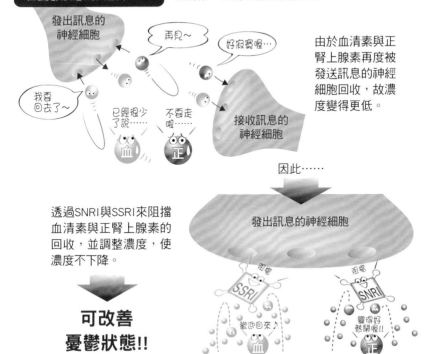

在憂鬱狀態的大腦中…… 血清素、正腎上腺素變得極少

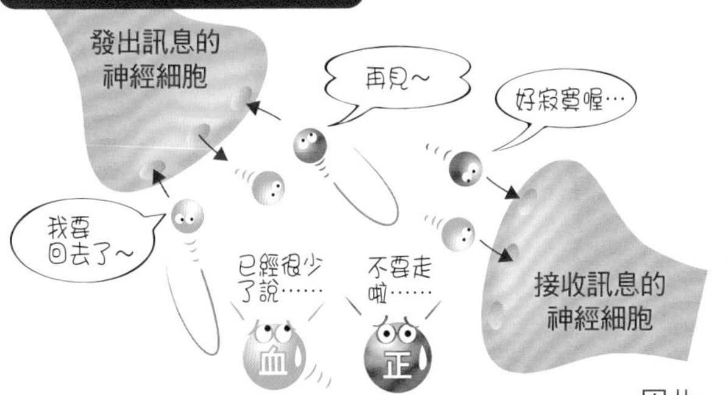

由於血清素與正腎上腺素再度被發送訊息的神經細胞回收，故濃度變得更低。

因此……

透過SNRI與SSRI來阻擋血清素與正腎上腺素的回收，並調整濃度，使濃度不下降。

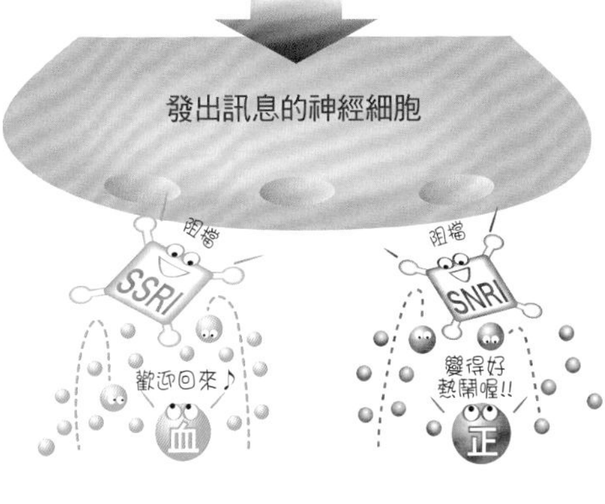

可改善憂鬱狀態!!

預防腦血管問題再度發生的藥物

防止血栓的藥物

血管性失智症是由腦梗塞或腦出血等腦血管問題所引起。腦血管問題容易復發，若疏於防範就會再度發生，且反覆發作也會促使失智症惡化；反過來說，若能預防復發，就有可能抑制病程的發展。

因此，血管性失智症的藥物療法，主要目的就是防止腦血管問題再度發作。

當失智症的原因是腦梗塞時，須使用防止血栓（會阻塞腦血管）產生的藥物。防止血栓產生的藥物有「抗血小板藥物」與「抗凝血藥物」。抗血小板藥物可抑制血液中血小板的運作，血小板是使血液容易凝固的成分，原本擔任止血的角色，但阻塞血管的血栓很多是由血小板聚集而成。在腦梗塞之中，會在腦部血管產生血栓的「腦血栓」經常使用抗血小板藥物來治療。

另一方面，抗凝血藥物則是抑制除了血小板之外，其他會使血液凝固的成分。在心臟冠狀動脈產生血栓、進而阻塞腦部血管的「心源性*腦栓塞」，就常使用這種藥物。

此外，高血壓、糖尿病和血脂異常等，也是腦梗塞的危險因子，能改善這些疾病的藥物也會被使用在腦梗塞的治療上。

還有一種腦血管問題，是腦血管破裂出血所導致的「腦出血」。造成腦出血的最大危險因子是高血壓，因此，失智症的原因如果是腦出血，就要服用降血壓的藥物，努力控制血壓。

用語解說　心源性　意指發生的主因在於心臟。「心源性腦栓塞」是心臟冠狀動脈產生的血栓，隨著血液輸送到大腦，阻塞腦血管所致。

防止血栓形成的「抗血小板藥物」與「抗凝血藥物」

1 抗血小板藥物

阿斯匹林、鹽酸梯可匹定(Ticlopidine Hydrochloride)等。

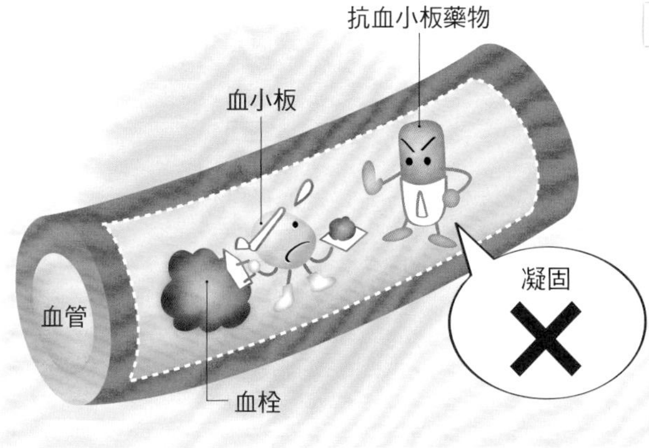

「阿斯匹林」具有使血液難以凝固的作用，也被當作抗血小板藥物使用。在日本經常使用的則是「鹽酸梯可匹定」。若藥效過於強烈，有時會引起容易出血或肝功能障礙等副作用。

2 抗凝血藥物

脈化寧(Warfarin)等。

透過妨礙維生素K的運作，來抑制凝血成分的形成。若藥效過於強烈，和抗血小板藥物一樣，會導致容易出血的副作用。攝取納豆等富含維生素K的食品會使藥效減退，要多加注意!!

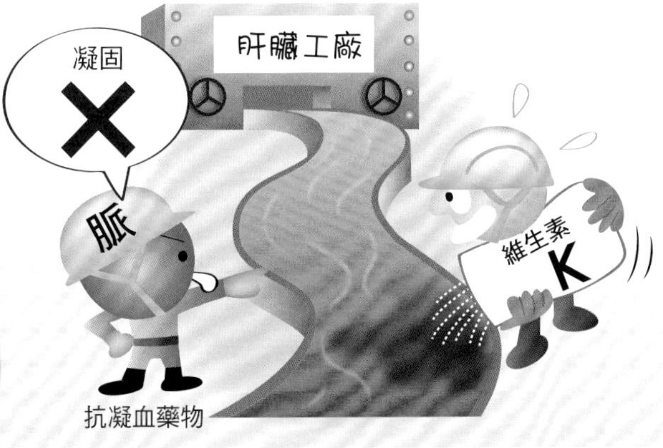

最重要的是定期就診，檢查藥效與副作用！

何謂非藥物療法？

藥物以外的治療也變得很重要

目前為止所介紹的失智症藥物療法，效果因人而異，尤其對周邊症狀效果有限，因此非藥物療法就顯得日益重要。

所謂非藥物療法，是對患者進行心理與社會層面的照顧，目標是減輕幻覺、妄想、攻擊性、焦躁、興奮、徘徊、憂鬱等周邊症狀。另外，不光是周邊症狀，也可期待維持或提升認知功能及患者的ＱＯＬ（生活品質），連帶減輕照護人員的負擔。

失智症的周邊症狀，過去普遍認為是大腦功能整體衰退所引起的，不過近年來已得知，患者的心理狀態或生活環境亦會大大影響周邊症狀。尤其在患病初期，患者充滿不安，會因做不到以往做得到的事情而喪失自信，對人際關係也變得消極，與社會之間的聯繫減少，甚至在家中也沒有容身之處，備受孤獨感的折磨。這種心理狀態所帶來的影響，有時比大腦病變來得更加強烈。

非藥物療法是透過各種復健，給身心與大腦帶來適當的刺激。不過，這和一般的復健不同，比起改善事情做不好的情況，讓患者找回自信、實際感受活著的喜悅才是更大的目標，一般認為，大腦運作會因此變得更活躍，連帶改善種種症狀。

那麼，接下來就來介紹幾個具代表性的非藥物療法吧！

透過心理與社會層面的照顧，找回患者自信的「非藥物療法」

失智症患者在初期充滿不安，他們的心理狀態是……

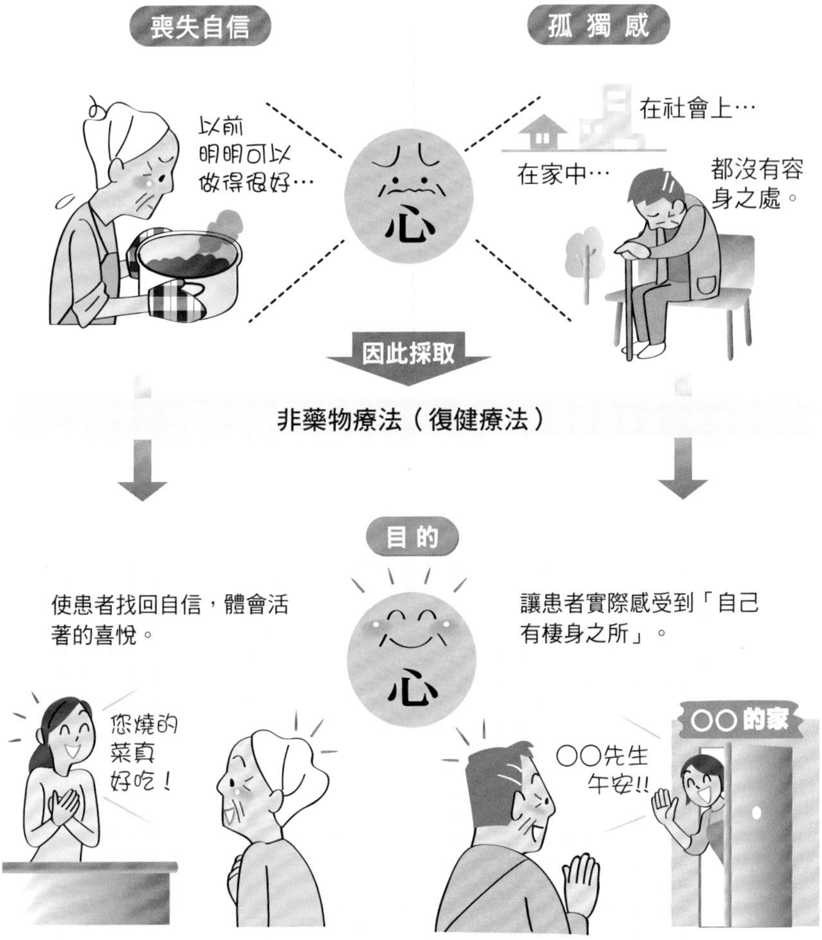
喪失自信
孤獨感
以前
明明可以
做得很好…
心
在社會上…
在家中…
都沒有容
身之處。
因此採取
非藥物療法（復健療法）
目的
使患者找回自信，體會活
著的喜悅。
讓患者實際感受到「自己
有棲身之所」。
心
您燒的
菜真
好吃！
OO的家
OO先生
午安!!

一般認為，適當的非藥物療法（復健）可活絡大腦的運作，連帶改善症狀。

活化剩餘的日常生活能力

讓患者道出回憶、使大腦活化的「回想法」

「回想法」是1960年代美國精神科醫生羅伯特・巴特勒（Robert Butler）所提倡的心理療法，主要透過談論懷念的回憶來活化大腦，使內心感到安定。最近這種療法也在施行失智症照護與日間照護服務的機構中逐漸普及起來。

若詢問老年人過往的事，他們全會生氣勃勃地談個不停。因為不論是快樂的回憶抑或痛苦的回憶，都是自己的人生，訴說的時候，他們可以再度確認自己的存在與活過的證據。此外，透過引出遙遠過往的記憶，會讓他們覺得「我還沒忘記呢！」，連帶找回自信。

回想法的具體做法，是在精神科醫生或心理治療*師的指導之下，讓失智症患者組成6~8人的小組，設定「小時候玩的遊戲」、「以前喜歡的食物」、「過去的電影」等主題，讓患者說出回憶。也可以準備當時的遊戲用具、照片或影片等，使患者一面沉浸在懷念的事物中，一面熱切地交談。

在回想法中，透過回憶過去來活化大腦的同時，與擁有共同經驗的夥伴共享回憶並引起共鳴可舒緩患者的不安，而且將心情傳達給別人，情緒也會受到刺激。事實上，在日本厚生勞働省所進行的調查與各機構內部所做的研究中，也承認了這項方法有助於提升患者的動機和與人溝通的能力，情感和表情也都變得豐富起來。

此外，就算無法組成小組，一對一也能進行回想法。可以於家中簡單進行，利用吃飯或散步等時機，在日常生活中讓患者說出回憶吧！

用語解說　心理治療師　透過對話或訓練，改變認知、情緒或行為的療法，稱為心理治療。施予心理治療的人，則稱為心理治療師。

在日常生活中讓患者道出回憶的「回想法」

「回想法」是透過談論、分享回憶來活化大腦，使內心安定的心理治療法。

例 設定主題，讓患者談論、分享回憶。（以6～8人為一組）
主題範例→「小時候玩的遊戲」

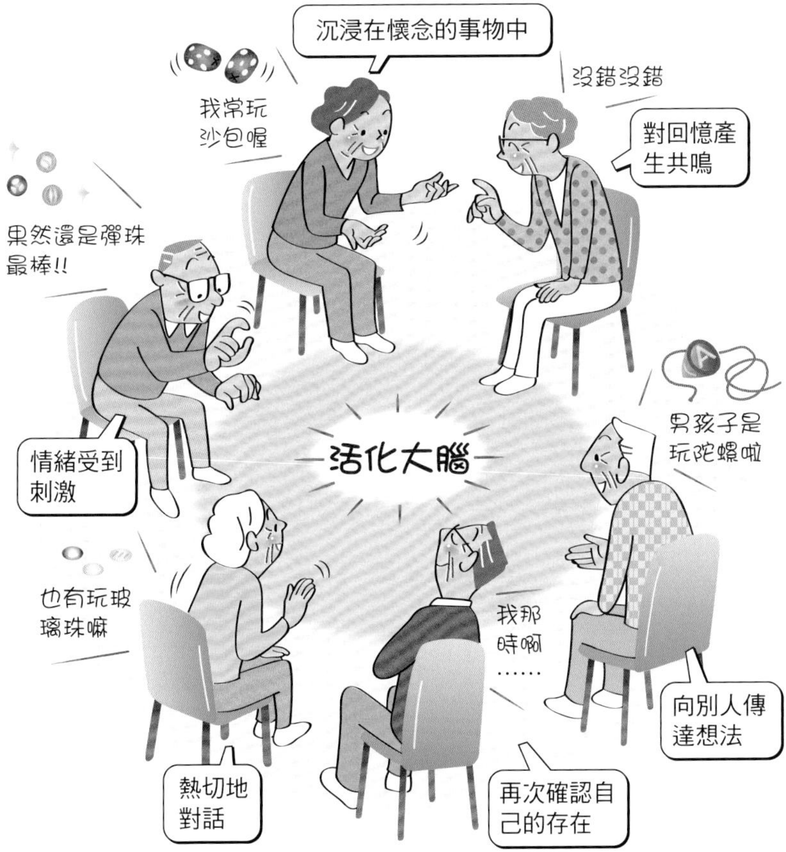
沉浸在懷念的事物中
我常玩
沙包喔
沒錯沒錯
對回憶產
生共鳴
果然還是彈珠
最棒!!
男孩子是
玩陀螺啦
活化大腦
情緒受到
刺激
也有玩玻
璃珠嘛
我那
時啊
……
向別人傳
達想法
熱切地
對話
再次確認自
己的存在

就算無法組成小組，一對一也能進行回想法。可以於家中簡單進行，讓患者在吃飯或散步的時候說出回憶吧！

失智症的核心症狀之一為「定向力障礙」，患者會無法辨別日期、時間、場所，以及自己與他人之間的關係。「現實導向療法」是一種以改善定向力障礙為目標的復健。

現實導向療法會透過傾聽或詢問日期、時間、場所、人物、周遭發生的事或個人發生的事，提供患者使用認知能力的機會，並且讓患者對社會產生關心，以活化大腦的剩餘功能，提高患者對於現實的認識。

施行現實導向療法的方式有兩種，一種是「小組現實導向療法」，集合數名失智症患者，由專家擔任主持活動的角色，讓患者們彼此討論日期、時間、場所、發生的事情等等。詢問「今天是幾月幾日？」、「你今天是從哪過來的？」之類的問題，或談論「今天是兒童節」等賦予當天話題性的主題，在對話中提供關於現在的基本資訊，讓患者意識到現實。

另一種是「24小時現實導向療法」，指的是周遭人在日常生活中對患者說話時，要以日期、時間、場所、季節、人物或發生的事情為話題，讓患者把注意力與關心放在那上面。舉個例子，像是「快12點了，我去準備午餐喔！」、「春天了耶，院子裡的櫻花開了喔！」、「今天去過醫院，你累了吧？」等等，反覆提供會讓患者意識到日期、時間、季節或場所的機會。活用掛在牆上的月曆、家人的照片、裝飾室內的當季花朵、上學中的孩子們的聲音等等，當成彌補定向力的線索也很有效。

像這樣，有意識地讓患者關心周遭，促使他們使用認知能力，以維持或增進大腦的剩餘功能。

活化大腦剩餘功能的「現實導向療法」

定向力障礙會使患者無法辨別日期、時間、場所及與他人的關係，而能夠改善這項障礙的復健是「現實導向療法」。現實導向療法的做法有2種。

1 小組現實導向療法

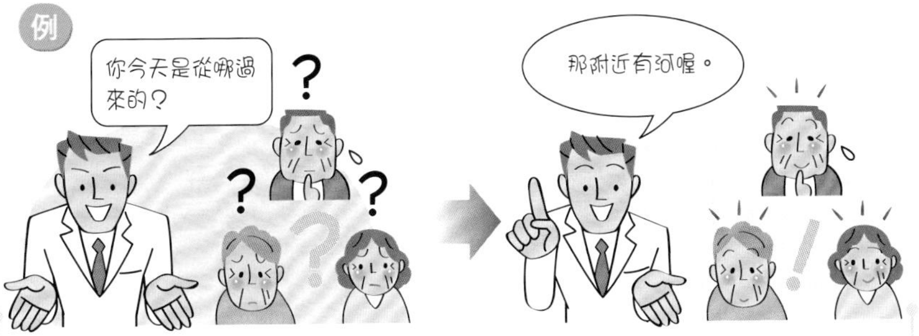

在對話中提供場所的特徵，讓患者將注意力放在上面。

2 24小時現實導向療法

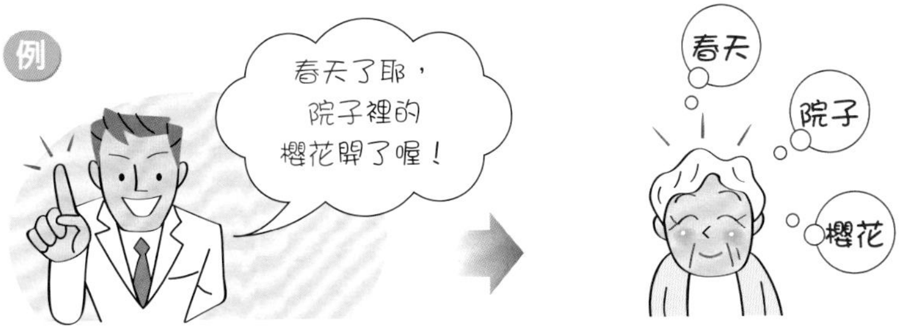

讓患者意識到季節、場所、物品等等，當成彌補定向力的線索。

這些復健是藉由有意識地讓患者對周遭抱持關心，來達成促進患者使用認知能力、維持或增進大腦剩餘功能的目標。

提升生活動作或運動方面的能力

若因跌倒骨折而導致臥床不起，有時會加速失智症的病程發展。盡可能讓自立的生活長久地持續下去，與延緩失智症惡化息息相關。

為了使失智症患者維持或恢復安定的日常生活，需進行以提升生活動作或運動能力等身心功能為目標的復健。復健內容會因失智症的嚴重程度與機構而有所不同，這裡所介紹的是主要的復健內容。

「身體能力訓練」是藉由鍛練或體操，來提升起立、起床、步行、維持姿勢等基本運動能力。這些運動能力是做出日常生活中各種動作的必備能力（日常生活動作能力），可說是支持自立生活的第一步。

「ADL訓練・指導」是對用餐、如廁、洗澡、洗臉、換衣服、從床上移動到輪椅上等日常生活中的動作（ADL＊）進行訓練與指導。在失智症中，尤以阿茲海默症患者會出現特別的ADL障礙，變得不知該如何做出簡單的動作（失用），或者不知道什麼是牙刷或湯匙（失認），為了保住患者與家人的QOL（生活品質），盡量努力維持、提升日常生活動作能力非常重要。

「創作活動」是從手藝、工藝或園藝之中，挑選能使失智症患者發揮剩餘能力的項目，讓他們加以實踐後實際感受「做得到」事情的喜悅，透過這種充實感，為生活帶來活力。

「團體作業療法」是以團體的方式進行運動、音樂、遊戲、創作等活動，藉由參加慶生會等活動，來達成提升患者身心功能及溝通能力的目標。

用語解說　ADL　Activities of Daily Living＝日常生活中的動作，意指用餐、如廁、換衣服、洗澡和移動等，日常生活中不經意做出的行為、動作。

維持・提升生活動作與運動能力的復健

身體能力訓練

起立、起床、步行、姿勢等，為了增進基本運動能力所進行的訓練或體操。

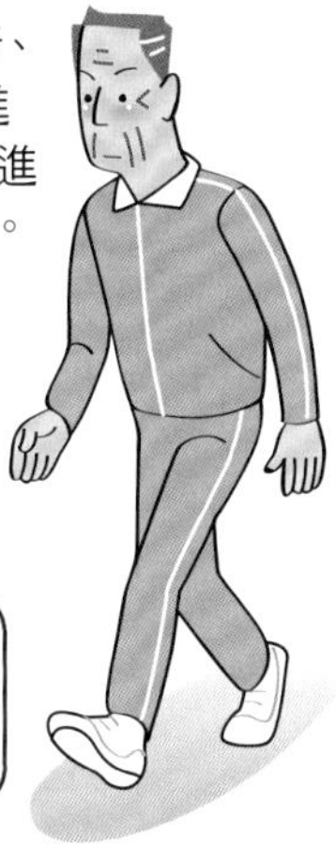

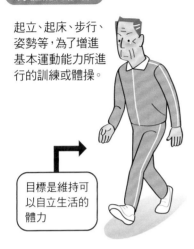

目標是維持可以自立生活的體力

ADL訓練・指導

訓練並指導用餐、如廁、洗澡、洗臉、換衣服、從床上移動到輪椅上等日常生活動作（ADL）。

目標是維持或提升日常生活中的動作能力

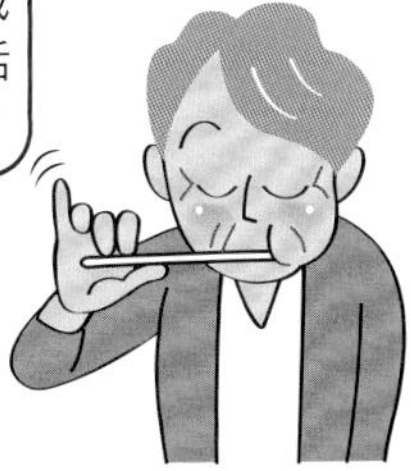

創作活動

挑選手藝、工藝或園藝等，能夠發揮大腦剩餘功能的項目，讓患者加以實踐。

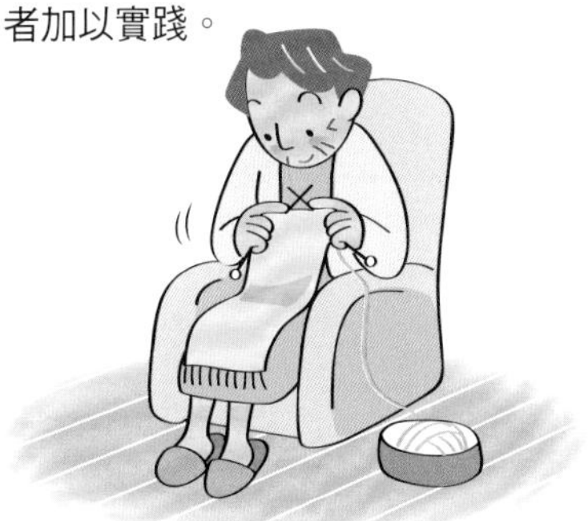

透過使患者實際感受「做得到」的充實感，為生活帶來活力

團體作業療法

參加以團體方式舉行的運動、音樂、遊戲、創作等活動。

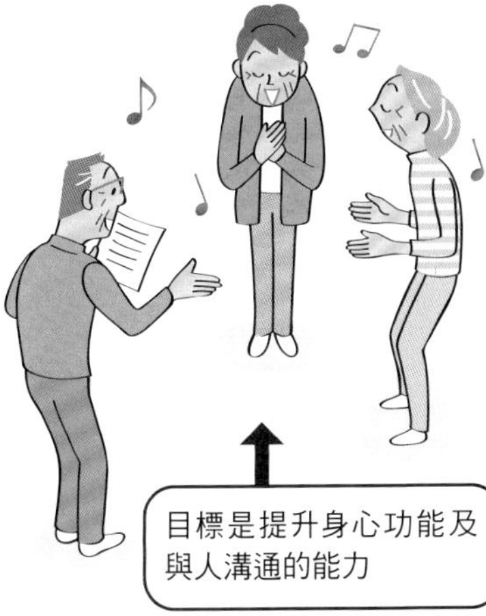

目標是提升身心功能及與人溝通的能力

利用興趣或嗜好進行復健

最後介紹幾項利用音樂、藝術或動物等興趣或嗜好來進行的復健。

「音樂療法」是透過接觸不同的音樂，以期改善失智症的症狀。音樂可賦予大腦心理、生理與社會層面的刺激，透過音樂來治療，可安定失智症患者的情緒，達到減輕不安、攻擊性、焦躁性興奮*等效果。

具體方法像是聽音樂、用簡單的樂器演奏、合唱、唱卡拉ＯＫ、配合曲子拍手等等，有各種不同的形式。音樂治療師的治療計畫通常會納入失智症患者回憶中的歌曲，患者可以一面追溯記憶，一面回顧人生，也會連帶地恢復自信。

「動物療法」是透過接觸犬貓等熟悉的動物，使心靈獲得安定的治療方法。對於平常總是處於被照顧立場的患者而言，犬貓比自己弱小，疼愛如此弱小的動物會喚起想為牠們做些什麼的心情，表情或情感會因此而變得豐富，並能找回安心與自信，據說對重度患者特別有效。

「臨床美術」是日本為了預防與改善失智症所開發的一種藝術療法。在臨床美術治療師的指導下，提供患者創作主題以進行繪畫或製作紙藝。不需要做得很漂亮，重點在於創作時要樂在其中。透過集中精神創作，可以活化大腦，並使心情平靜下來。

「學習療法」則如同字面所示，是以學習一位數計算或簡單的讀寫來活化大腦的治療方法。藉由持續進行簡單的學習，可提振患者的活力與精神。

用語解說　焦躁性興奮　因辦不到事情所產生的焦慮，而做出大聲講話、大發牢騷、徘徊、口出惡言、使用暴力等言行。

其他復健方式

音樂療法

聽音樂、用簡單的樂器演奏、合唱、唱卡拉OK、配合曲子拍手等等。

我的故鄉是

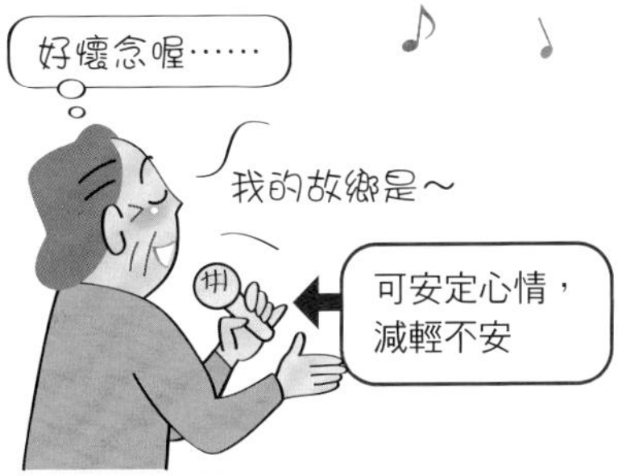
好懷念喔……
我的故鄉是～
可安定心情，減輕不安

動物療法

透過接觸犬貓等熟悉的動物，使內心平靜的療法。

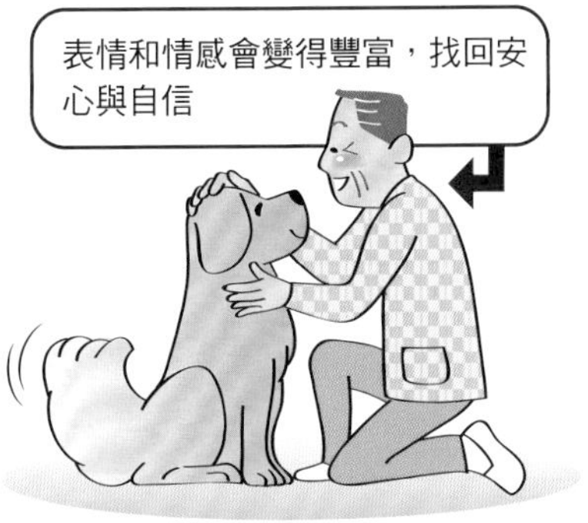
表情和情感會變得豐富，找回安心與自信

臨床美術

提供創作主題，進行繪畫或製作紙藝，讓患者在創作時樂在其中。

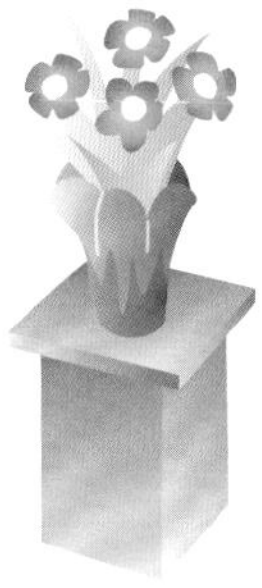

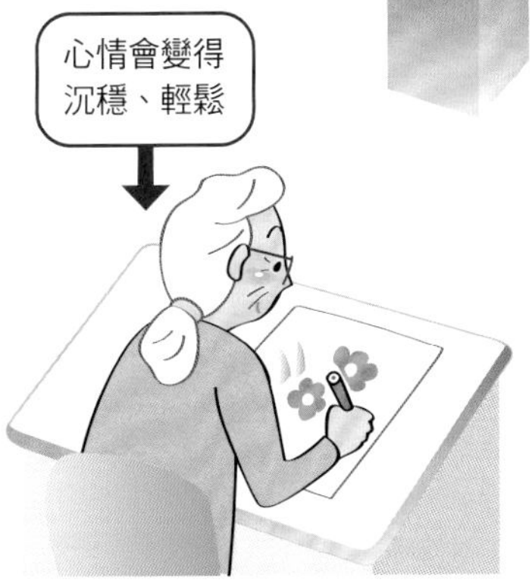
心情會變得沉穩、輕鬆

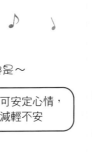

學習療法

學習一位數計算或簡單的讀寫。

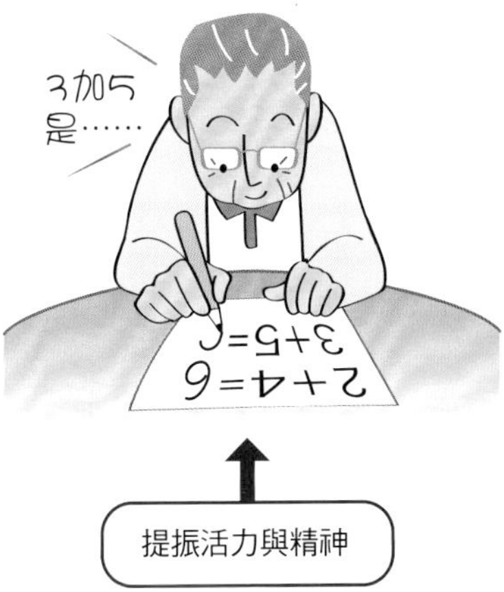
3加5是……
2+4=6
3+5=
提振活力與精神

可治癒失智症的治療法

常壓性水腦症的治療

如同本章開頭所言，有些失智症只要在早期施予適當的治療，就「可以治癒」。什麼是適當的治療呢？現在就來介紹「可治癒失智症」所使用的代表性療法。

第一個要談的是「常壓性水腦症」。通常脊髓液在大腦與脊髓循環過後，就會被腦血管吸收、排至外部，腦室的脊髓液因此能保持在一定的分量，然而，常壓性水腦症患者的脊髓液，由於循環障礙*而無法被血管吸收、積存於腦室，蓄積過剩的脊髓液壓迫到大腦，就會引起失智症。

常壓性水腦症的治療，是動手術做出能讓脊髓液排出腦室的路徑，稱為「腦脊髓液分流手術」。腦脊髓液分流手術中，有從腦室引流到心臟心房、從腦室引流到腹腔，以及從腰椎引流到腹腔3種方法，其中，最常進行的是第二種手術——從腦室引流到腹腔的方法。

製作從腦室通往腹腔的路徑，首先要在頭蓋骨開一個小孔，從那裡置入管子到腦室，管子另一端則通過脖子與腹部的皮下，引導至腹腔內部，這樣路徑就算做成了。接著要調整壓力，使一定分量的脊髓液能透過這條路徑排出，並在頭皮下方埋好閥門，防止脊髓液逆流回腦室。

藉由這項治療，可消除大腦受到的壓迫，進而改善症狀。不過，失智症若已惡化，治療和復原都會變得困難，因此早期發現早期治療非常重要。

用語解說　循環障礙　血液、淋巴液或脊髓液等等的流動（循環）受到阻礙，使臟器或組織運作產生障礙。

製作引流脊髓液的路徑——「腦脊髓液分流手術」

正常大腦的狀態

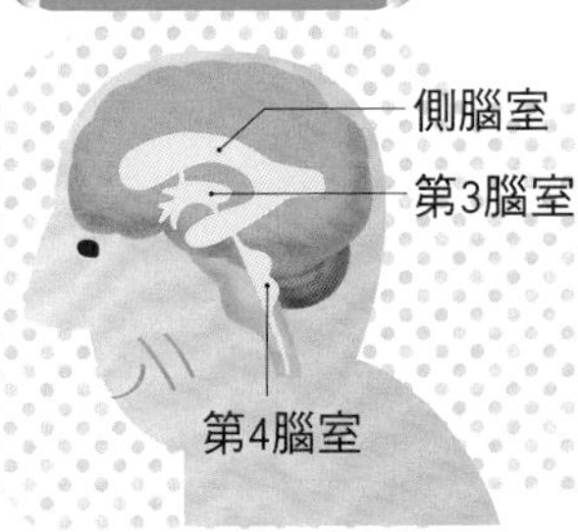
側腦室
第3腦室
第4腦室

大腦有被稱為脊髓液的液體循環其中，在腦室裡會保有一定的量。

患有水腦症的大腦

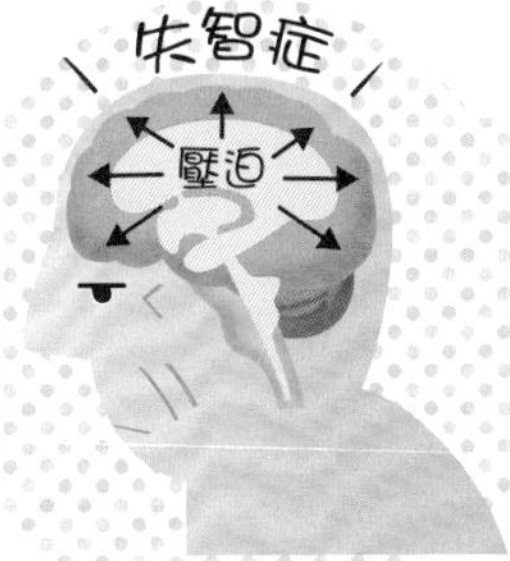
失智症
壓迫

「常壓性水腦症」是由於循環障礙，使脊髓液在腦室裡蓄積過剩、壓迫大腦，進而引起失智症。

可改善循環障礙的

腦脊髓液分流手術

將脊髓液向外引流的引流管有3種路徑

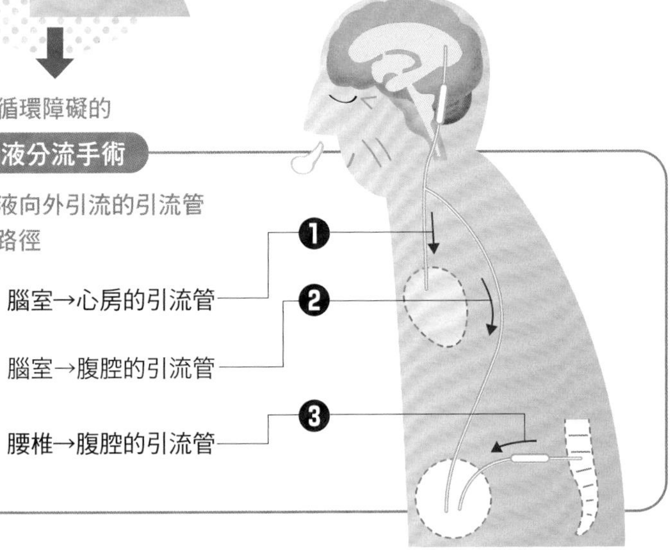
❶
腦室→心房的引流管
❷
腦室→腹腔的引流管
❸
腰椎→腹腔的引流管

慢性硬腦膜下血腫的治療

與常壓性水腦症一樣，也能靠手術治癒的是「慢性硬腦膜下血腫」。

慢性硬腦膜下血腫是在頭蓋骨內側、保護大腦的硬腦膜與蜘蛛網膜之間出血所引起的疾病。出血會形成血腫（血塊），血腫壓迫周圍組織，便引發失智症的症狀。

很多慢性硬腦膜下血腫的成因，是頭部受到打擊之類的外傷所致，也有只是頭撞到桌角就引起的例子，即便突然因此而出現失智症症狀，也可能會因為覺得「年紀大了沒辦法」而置之不理。然而，放著不管的話，被血腫壓迫的神經細胞會逐漸受到破壞，使症狀難以恢復，早期發現、早期治療才是痊癒的關鍵。

慢性硬腦膜下血腫的治療方式，是動手術清除血腫。清除的方法有兩種，一種是「開顱血腫清除術」。開顱血腫清除術是切開顱骨清除血腫的方法，必須全身麻醉，頭部的傷口也很大，是大規模的手術。

另一種是「鑽孔沖洗引流術」。鑽孔沖洗引流術是在頭蓋骨上鑽一個或多個小孔，讓引流管通過那些小孔去吸引血腫，最後用生理食鹽水沖洗的治療法。這種方法不需要全身麻醉，很多人動手術時只受局部麻醉，大大減輕患者身體的負擔。此外，由於沒有對身體動刀，傷口很小，以腦部外科手術來說，是比較簡單的手術。

如同上述，雖然手術方式有兩種，但幾乎所有人都選擇負擔較小的鑽孔沖洗引流術。不過，若反覆復發，有時就必須進行開顱血腫清除術。

清除壓迫大腦血腫的2種手術

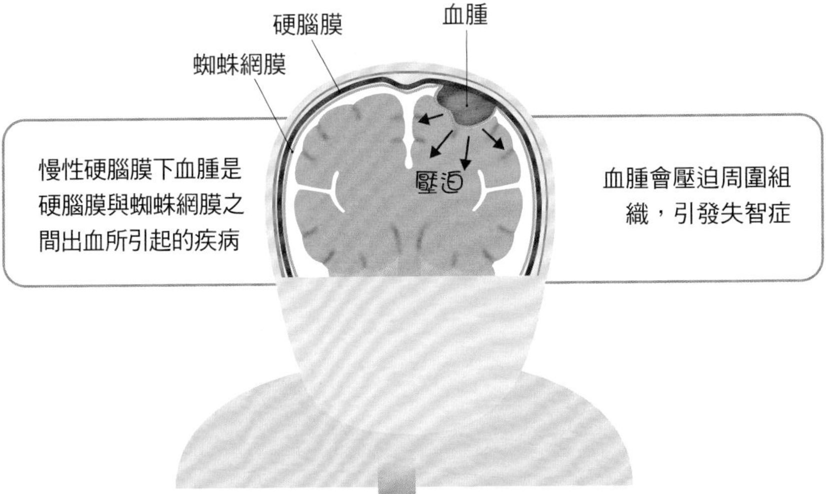
硬腦膜
血腫
蜘蛛網膜
慢性硬腦膜下血腫是硬腦膜與蜘蛛網膜之間出血所引起的疾病
壓迫
血腫會壓迫周圍組織，引發失智症

手術方式有 2 種

1 開顱血腫清除術

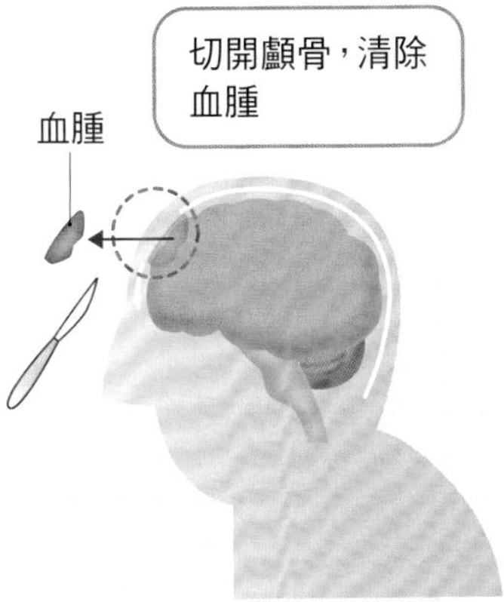
切開顱骨，清除血腫
血腫

2 鑽孔沖洗引流術

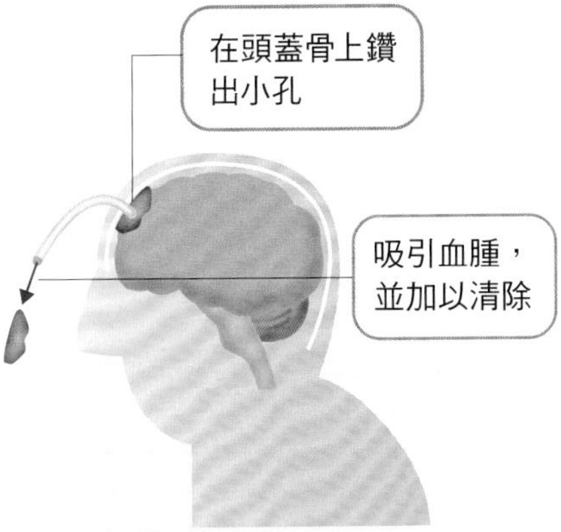
在頭蓋骨上鑽出小孔
吸引血腫，並加以清除

※幾乎所有人都採取這種手術。

甲狀腺功能低下症與腦瘤的治療

「甲狀腺功能低下症」所引起的失智症是可以用藥物療法治癒的。作為一種引發失智症的疾病，它可以用最簡單的方法治療，也可說是較不令人擔心的疾病。

甲狀腺功能低下症，是因甲[*]狀腺分泌的甲狀腺素不足所引起的，會出現類似失智症的症狀，例如新陳代謝低下、集中力與思考力減弱、活力與精神衰退、健忘的情況變嚴重等等。

不過，對付這個疾病，只要利用藥物來補充甲狀腺素，失智症的症狀就會獲得改善。此外，也能治好慢性疲勞感、倦怠感或難以流汗等症狀。雖然在多數情況下必須終身服用藥物，但人體內本來就有甲狀腺素，因此幾乎沒有副作用，即使長期服藥也無須擔心。

最後要介紹的是「腦瘤」。腦瘤是長在腦部的腫瘤，會壓迫周圍組織，引起失智症的症狀。因此治療腦瘤，最基本的做法是進行清除腫瘤的手術。只是，能否完全治好，端視腫瘤是否為良性，以及是否位在能夠摘除的部位等條件而定。

若患者的情況難以施行手術，或腫瘤為惡性，可配合其身心狀態和病情施行放射線療法，以放射線照射病灶；或使用化學療法，透過抗癌藥物使腫瘤縮小。另外，也有動完手術之後，再搭配放射線療法或化學療法的做法。

每一種能治癒的失智症，都必須以早期治療為前提。當患者出現讓人懷疑「說不定是失智症」的症狀時，就要先就診以確定是否為失智症，若判斷是失智症，就要查明原因，這點非常重要。

用語解說 甲狀腺　位於喉結下方，形狀宛如「蝴蝶」的器官，會分泌使代謝維持正常的甲狀腺素。

能治癒的失智症——「甲狀腺功能低下症」與「腦瘤」的治療

治療甲狀腺功能低下症

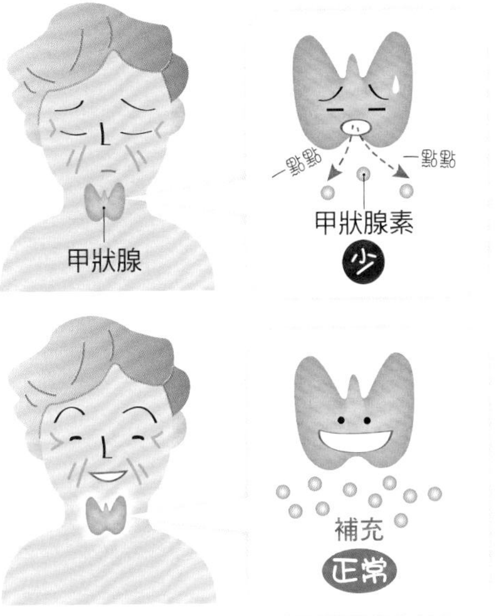
一點點
一點點
甲狀腺素
少
甲狀腺
補充
正常

若甲狀腺素分泌不足，會使人變得沒活力、沒精神，出現失智症的症狀。

⬇

服用甲狀腺素

（補充甲狀腺素）

⬇

甲狀腺素的量恢復正常，失智症的症狀即獲得改善。

治療腦瘤

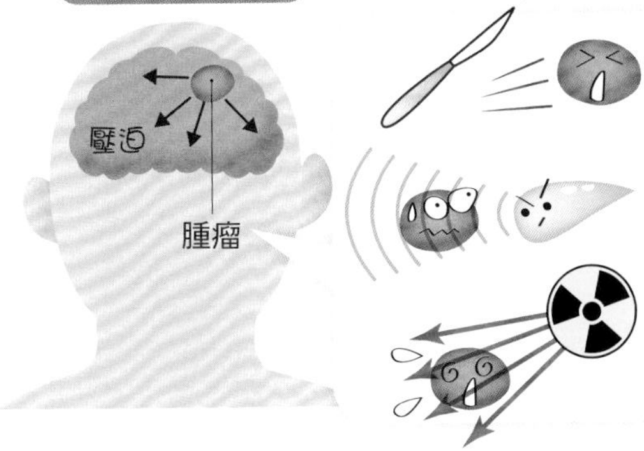
壓迫
腫瘤

去除腫瘤的方法主要有3種

1 手術摘除

2 投予抗癌藥物

3 放射線療法

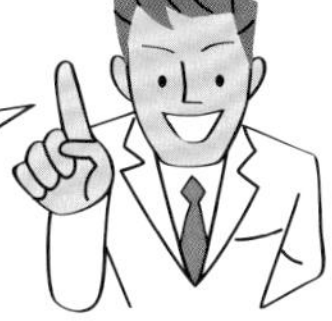

要先就診，確定是否為失智症，若判斷是失智症就要查明原因，這點非常重要。

column

用於控制幻覺‧妄想的中藥「抑肝散」

失智症發病之後，除了認知功能衰退這個核心症狀之外，也會出現嚴重幻覺、妄想或興奮等周邊症狀。然而，用於失智症周邊症狀的抗精神病藥物，藥效因人而異，可能對某些人很有效，某些人卻只得到顯著的副作用。再者，會帶來幻覺或妄想等特有周邊症狀的路易氏體失智症，患者對藥物容易出現過度敏感的反應，尤其是抗精神病藥物，不管是作用或副作用都很強，因此對周邊症狀進行藥物療法時必須小心謹慎。

正因如此，副作用較少的中藥也被用來治療失智症的周邊症狀，其中，「抑肝散」對於幻視、妄想、興奮、對刺激起過度反應等症狀，能產生一定的效果。東方醫學所說的「肝」，與西方醫學的「肝臟」，在概念上有點不太一樣，一般認為「肝」有控制神經和情感等功能。抑肝散的目的就是控制「肝」，具有鎮靜焦躁或興奮、平穩情緒的作用，從以前就被用來處理嬰幼兒夜啼或情緒暴躁的問題。

抑肝散據說對幻視的效果尤其高，而且也幾乎看不到抗精神病藥物會出現的副作用，因此常被用於路易氏體失智症的治療；另外，在阿茲海默型失智症的治療上，當抗精神病藥物由於副作用而無法使用的時候，也會運用到抑肝散。

不過，抑肝散也有使血液中的鉀減少、導致「低血鉀症」的副作用。雖然網路上似乎也有販售抑肝散，但請一定要遵照醫生的處方服用。

第4章

守護家人的看護與照顧

在失智症的治療上，看護與照顧佔了相當大的比重。最後一章中，將介紹能讓失智症患者有安全感、感到安心的照護訣竅，以及減輕照護者負擔的方法。

支持失智症家人的對待方式

理解患者的不安與疾病相關知識

在失智症的照顧上，看護方式有著重大的影響，因為體貼患者心情的做法，有時會表現出與藥物療法同等、甚至更好的效果。因此，理解失智症患者現在的心情如何、為何會做出令人困擾的言行舉止，這點十分重要。

一旦罹患失智症，伴隨認知能力低下而來的失敗，或無法處理事情的情況會變多，在初期，本人也會對此有所自覺，患者會感受到對健忘的不安、對失敗的焦慮，還有自己彷彿變得不再是自己的恐懼。若沒有察覺到患者的這種心情，而去斥責他們、用強硬的口吻告戒，或以對待嬰兒的方式對待他們，會傷害患者的自尊心，可能讓他們變得沮喪、失去活力、閉門不出、失眠，或出現妄想及暴力行為等。

失智症患者就算因為認知功能障礙而無法理解事物、就算表現得不好，也會想要設法做些什麼，以適應目前的狀況。然而，如果做得不好，就會變成錯誤行為或問題行為，給周遭人添麻煩。

若能除去失智症患者的不安與恐懼，使他們的心情平靜下來，或是支持他們、提升他們的自尊心，就能夠有效改善問題行為，最後也能減輕照護者的負擔。

接下來就來看看，失智症居家看護的具體應對方法吧！

體貼患者的心情，給予適當的支援

對於失敗或做不好的事，失智症患者會有「焦躁不安」、「想設法做些什麼」的心情。

有2種重要的支援方法

1 除去患者的不安，讓他們的心情能夠平靜下來

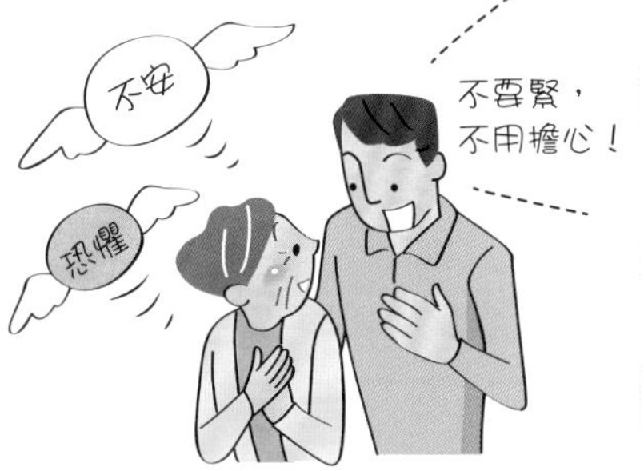
不安
恐懼
不要緊，
不用擔心！

2 提高患者的自尊心

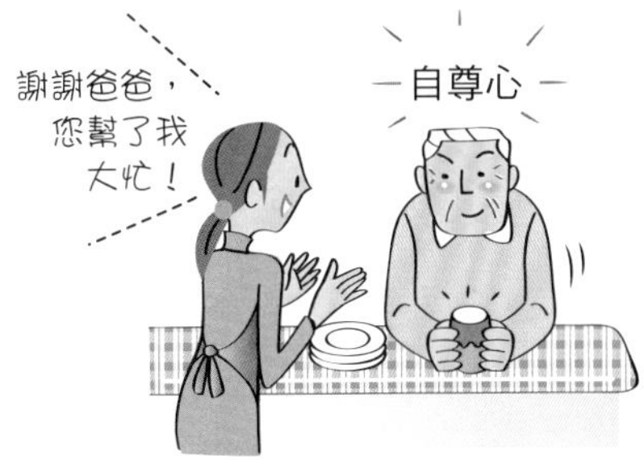
謝謝爸爸，
您幫了我
大忙！
自尊心

最重要的是，體貼、理解患者的心情

column

注意用火

在失智症的看護上，最需要注意的事情之一，就是「用火不慎」的問題。一旦患有失智症，就會忘記不久前的事，所以會忘了已經點燃香菸，或鍋子還在爐子上。當判斷力或注意力變得衰退，有時也會直接把點燃的香菸丟進垃圾桶，或把可燃物放到火爐上。

關於這個問題的安全對策，首先是在家中裝設火災警報器或瓦斯警報器，然後再把打火機或火柴等物品放在患者拿不到的地方，患者用火的時候也要有家人在旁邊看著。

尤其當家中的主婦罹患失智症時，一定要注意廚房的用火問題，但若莽撞地剝奪患者做菜的工作，會連帶奪走她的精神、活力與在家中的角色、地位，可能導致病情惡化。建議可以將瓦斯爐改成ＩＨ電磁爐，或讓家人、看護員一起待在廚房。多花點心思，讓患者能夠繼續安全地做菜吧！

當患者不斷重複說同一件事時

失智症患者會不斷問同樣的問題，有時明明已經吃過飯了，卻又不斷要求要吃飯。這些狀況是由於短期記憶障礙所引起的，會使人忘記才剛發生不久的事情。

另外，不斷問同樣的問題，也表示患者本人很在意，由於聽過回答之後馬上又忘了，對他們而言，等於一直保持在非常在意的狀態。患者因為心中愈來愈不安，想要加以確認才會問問題，得到回答之後就會感到放心。

或許家人會覺得很煩，但失智症患者聽到回答之後就會安心，心情也會鎮靜下來，所以如果他們問問題，不管幾次都要回答，如果不予理會或冷淡以對，容易激起患者的不安，使他們生氣。就算被問了10次，只要像第一次聽到一樣回答就行了。若能明白失智症就是這樣的病，做起來也就不難了。

不過，如果患者不斷要求吃飯，也不能每次都給他們吃。儘管如此，就算對他們說「不是才剛吃過而已嗎？」，患者通常也不會接受。他們之所以會不斷要求吃飯，是因為他們忘記自己已經吃過了。此外，有些情況是定向力障礙所引起的，使患者不知道吃飯的時間。也有些人是因為大腦的飽腹感功能受損所致。

當患者一直想吃飯時，不妨指著時鐘的指針，對他們說「等到這根針走到這裡的時候，我們就吃飯吧！」之類的話，給予患者「等一下就能吃飯」的安心感，或許是個不錯的方法。還有，帶患者出門，讓他們遠離會聯想到吃飯的場所，也是一種方法。要是這麼做，患者還是不停喊「肚子餓」，就讓他們喝點茶，搭配少量點心或水果吧！

如果患者不斷詢問同一件事……

好的應對

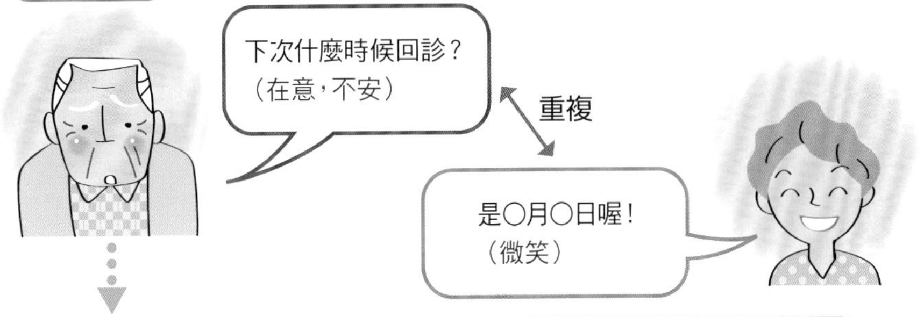
下次什麼時候回診？
（在意，不安）
重複
是○月○日喔！
（微笑）

在重複這種對話的過程中，患者的注意力就會逐漸轉移到其他地方了。或許第二天又會開始問同樣的事，但要了解，失智症就是這樣的病！

不好的應對

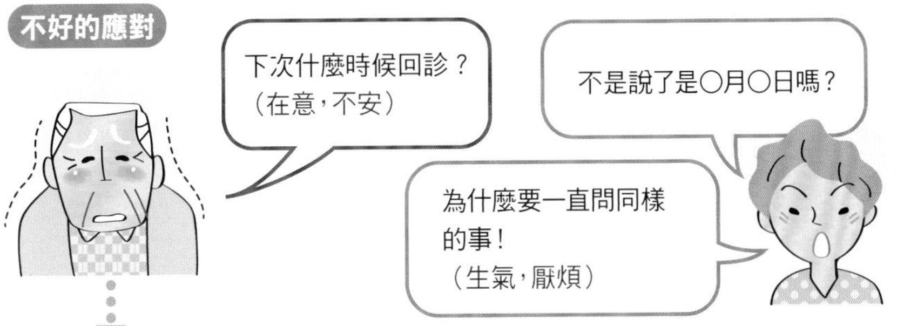
下次什麼時候回診？
（在意，不安）
不是說了是○月○日嗎？
為什麼要一直問同樣的事！
（生氣，厭煩）

這麼做會刺激患者，使他們更加不安，進而感到恐懼或生氣，會讓患者的心理狀態變得愈來愈不穩定……

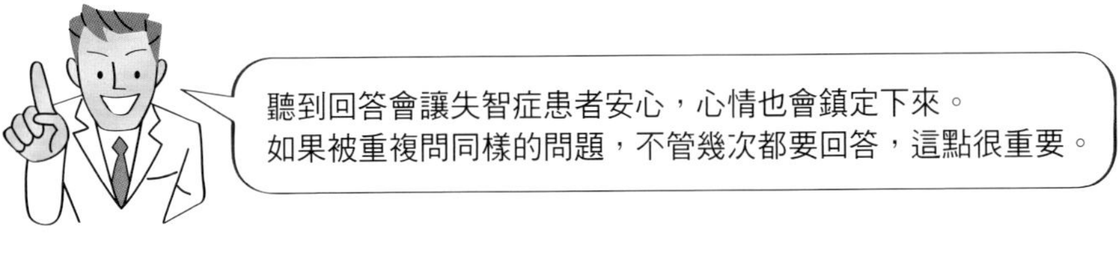
聽到回答會讓失智症患者安心，心情也會鎮定下來。
如果被重複問同樣的問題，不管幾次都要回答，這點很重要。

產生妄想或幻覺時

妄想，是指深信現實中不可能發生的事。失智症患者最常出現的，就是「物品遭竊」的妄想。要是沒看到錢包、現金、戒指或胸針等貴重物品，就會一口咬定是「被人偷了」。

深究物品遭竊妄想的背景原因，就是「自己還不糊塗」、「貴重物品得由自己好好保管才行」這樣的強烈想法。雖然實際上是被自己收到某個地方，當事人卻不記得，因為失智症患者對於健忘沒有自覺。因此，一旦找不到貴重物品，他們就會認為東西「被人偷了」。

在這種情況下，就算對他們說「沒有人會偷啦！」、「是你忘記放在哪裡了吧？」，患者也不會接受，還會因為找不到物品的不安而衍生出妄想。此時最重要的是不要否定患者的妄想，而是要說「那真是不得了！」，先同理患者的心情，然後家人們也裝作發生大事一樣，和患者一起尋找遺失物。找到之後就說「真是太好了！」，和患者一同高興。

除此之外，失智症患者會看到實際上不存在的東西（幻視），或聽到不存在的聲音（幻聽），因為向別人求助、表示「房間裡有陌生人」、「有蟲子在牆上爬」等等。這些幻覺，常見於失智症中的路易氏體失智症。

對待這些幻覺，和妄想一樣，不可以完全否定，那樣會提高當事人的不安和激動情緒。首先，要傾聽患者說話，不過不需要假裝和患者一樣看得見、聽得見，可以說「在哪裡呢？」之類的話委婉地否定，同時在房子裡大概找一遍。很多幻視會在自己主動接近或想要觸摸時就消失了，因此，可以和患者一起試著找找看，然後說「好像沒有人在耶」，使患者放心吧！

當患者產生妄想或幻覺……

妄想的情況

常見的是「物品遭竊」的妄想。

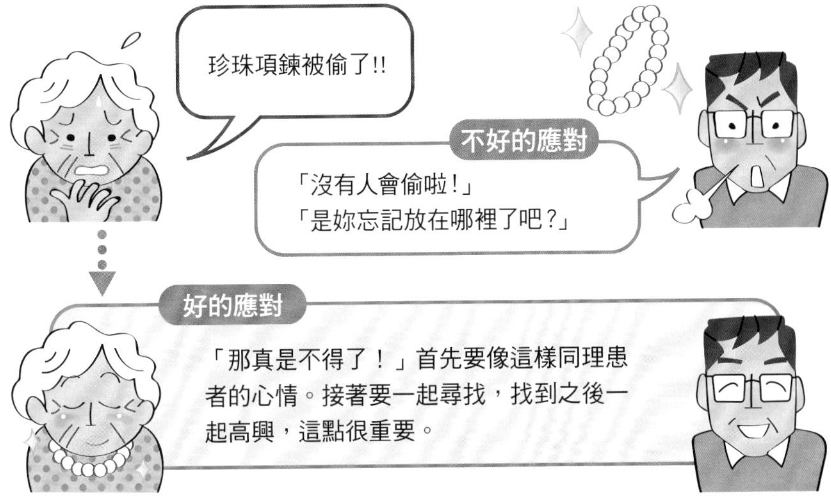
珍珠項鍊被偷了!!
不好的應對
「沒有人會偷啦!」
「是妳忘記放在哪裡了吧?」
好的應對
「那真是不得了！」首先要像這樣同理患者的心情。接著要一起尋找，找到之後一起高興，這點很重要。

幻覺的情況

房間裡有陌生人…
不好的應對
「沒有人在啦!」
好的應對
不可以完全否定。首先要傾聽患者說話，然後說「到底在哪裡呢？」，並且在家中大概找過一遍。

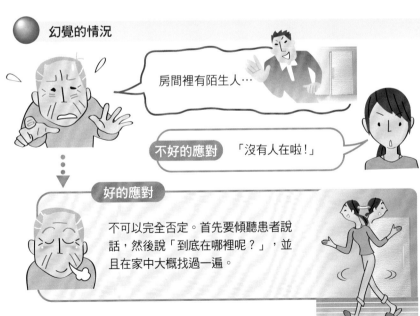

購買或收集不需要的物品時

失智症患者有時會買好幾個相同的物品，或多到吃不完的食材。罹患失智症後，數分鐘～數日前的短期記憶會受損，造成忘記前一天已經買過，或冰箱裡還有的情形。

在這種情況下，就算問他們「你買這麼多要做什麼？」，也只是讓失智症患者不安，並且傷害他們的自尊心而已。購物時盡量跟在患者身邊，或讓患者帶著最低限度的現金就好等等，想一想可以在事發之前先阻止不當購物的對策吧！

不過，脫離常軌的購物，若只是洗潔劑或食材等便宜的日用品倒還算好，如果讓失智症患者自己管理財產，可能會一次又一次地購買高價商品。為了保住他們的財產，最好能由家人來管理，只不過患者或許會很難接受。在那樣的情況下，家人可以利用「成年監護制度」來成為禁治產人之監護人*，代替患者本人管理財產或解除買賣契約。

另一方面，也有人罹患失智症之後，就會開始收集空紙箱、包裝紙、吃剩的點心、從垃圾場撿的衣服或舊雜誌等物品，那些在旁人看來雖然淨是沒有價值的東西，但對失智症患者來說，卻是「還能用」、「丟了很可惜」的東西。

處理失智症患者的收集品時，不要在患者面前丟棄，要在他們外出等不在、或沒注意到的情況下丟掉。而且這樣的收集癖只是暫時的，之後會連曾經收集過這回事都整個忘記。只要不是不衛生或危險的東西，讓患者心滿意足地收集也不失為一個好辦法。

用語解說　禁治產人之監護人　成年後的監護制度中，代替因精神障礙導致判斷力不足的人，進行法律行為的代理、取消，或管理其財產的人。

患者購買或收集不需要的物品時……

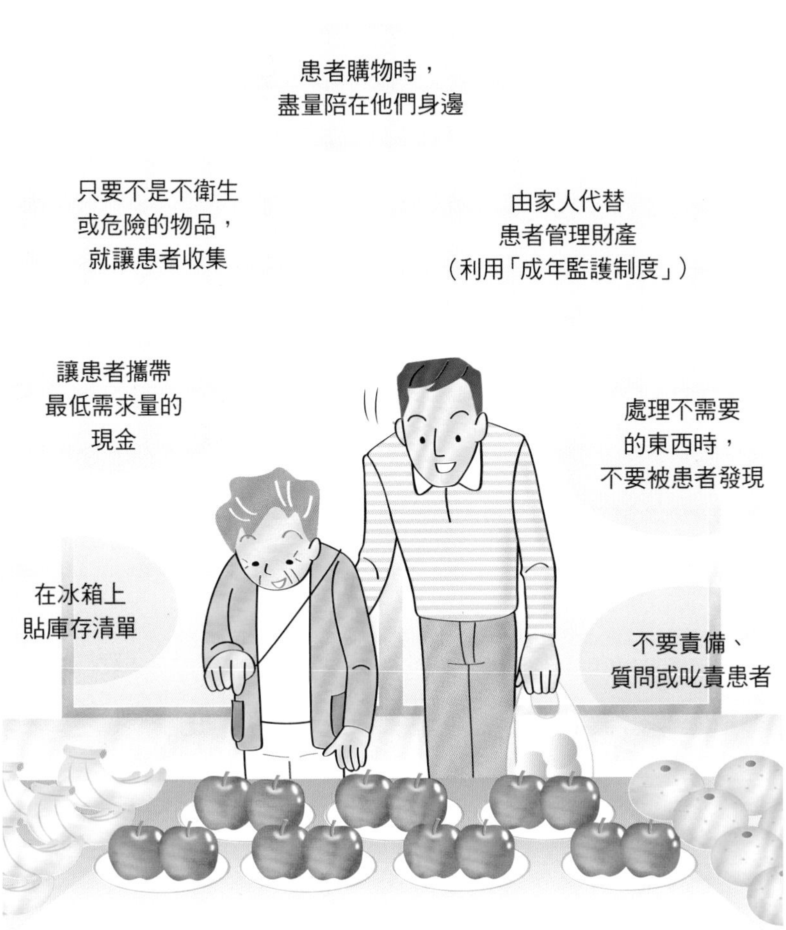
患者購物時，
盡量陪在他們身邊
只要不是不衛生
或危險的物品，
就讓患者收集
由家人代替
患者管理財產
（利用「成年監護制度」）
讓患者攜帶
最低需求量的
現金
處理不需要
的東西時，
不要被患者發現
在冰箱上
貼庫存清單
不要責備、
質問或叱責患者

何謂成年監護制度？

此制度是為了保護、支援像失智症患者這樣判斷力不足的人。利用這個制度，家事法庭選任的禁治產人之監護人可代替當事人，在考量當事人利益及滿足當事人需求的前提下管理其財產，或代行各種契約。高價商品的買賣契約或保證人契約，監護人也有權在事後解約或取消。

情緒高漲或心情沮喪時

失智症患者由於判斷力低下等原因，會變得難以控制自己的情緒，因此有時會突然大叫、激動生氣或口出惡言。從旁觀者的角度看來，或許會認為那是「沒有理由、突然發生的事件」，但許多情況下其實是有導火線的。

在接受換衣服、換尿布或洗澡等照顧時，「不知道別人在對自己做什麼」的不安與恐懼，可能會演變成胡鬧或攻擊。在脫患者的衣服等時候，一定要先開口，讓患者放心之後再繼續比較好。

看護者或許會因為忙碌等原因，而想要快點結束照顧工作，可是，那股急躁感與壓迫感也會感染給失智症患者，有時會助長患者的不安。「快一點」、「不要慢吞吞的」諸如此類不經意說出的一句話，都會成為激動情緒的導火線，必須多加留意。

失智症患者激動地吵嚷或胡鬧時，要耐心傾聽他們說話，接納其想法。另外，搭住患者的肩膀或握住他的手等等，透過這樣的身體接觸，有時也可以使患者平靜下來。

除此之外，很多失智症患者也會陷入憂鬱狀態之中。使患者心情沮喪的最大原因，是缺乏自信與孤獨感。若要讓患者認為「自己是被需要的」，不是勉強他們去做做不到的事，而是請他們去做做得到的事，然後說聲「謝謝」表達出感謝之意，這點很重要。

失智症患者的激動或憂鬱狀態，也會受到疼痛、搔癢、困倦、便祕、空腹等身體狀況影響，所以，從平常就要細心地管理好患者的身體健康。

當情緒變得不穩定時……

失智症患者有時會突然變得情緒不穩，很多情況下是有導火線的。

源於換衣服、換尿布、洗澡時的不安和恐懼

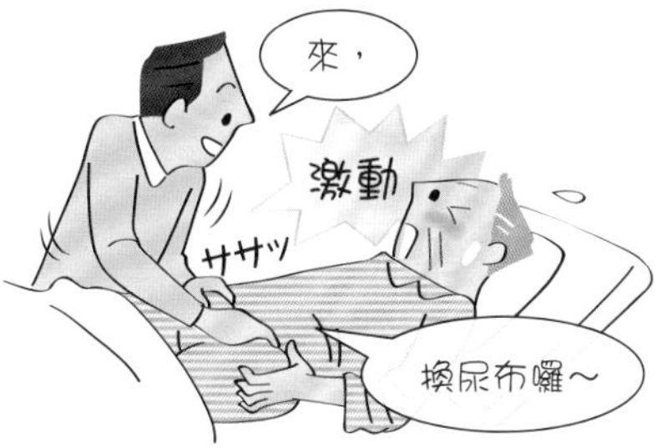
來，
激動
ササッ
換尿布囉～

源於看護者的焦躁感或壓迫感

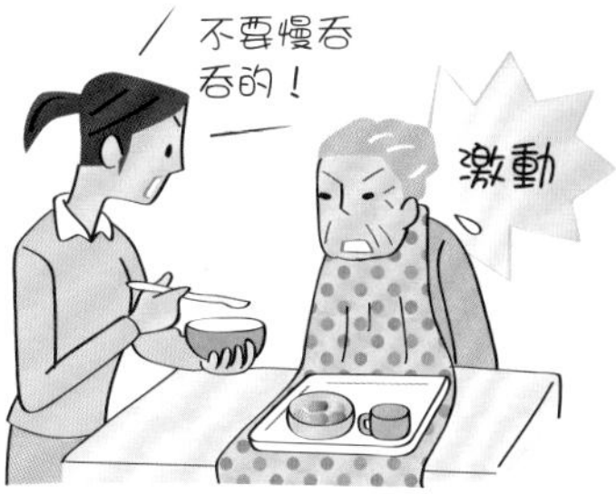
不要慢吞吞的！
激動

應對法

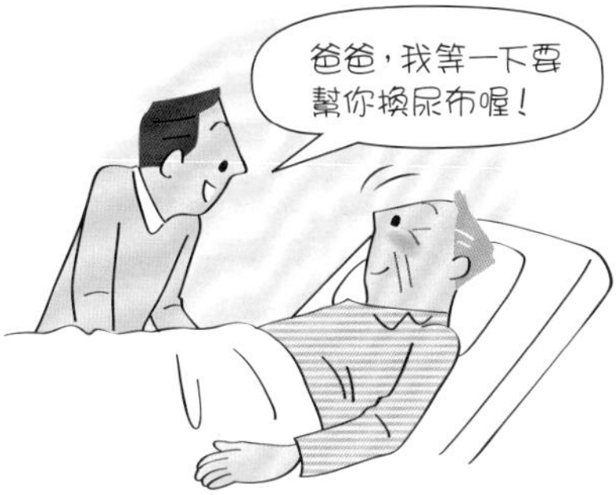
爸爸，我等一下要幫你換尿布喔！

像在脫衣服等時候，一定要先說一聲，明確告訴患者現在要做什麼、怎麼做。

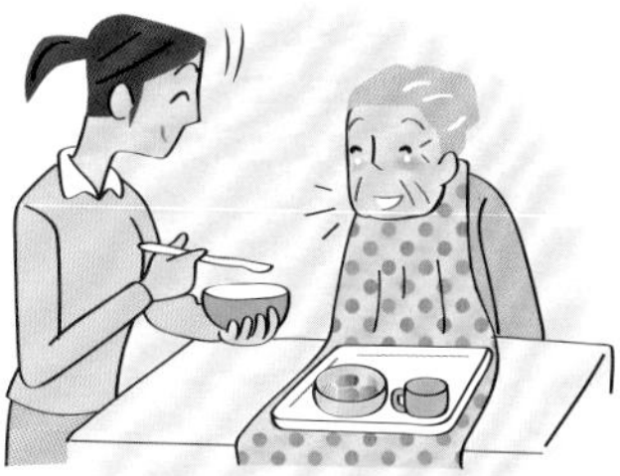

傾聽患者說話、握住手做些身體接觸等等，接納患者的想法。

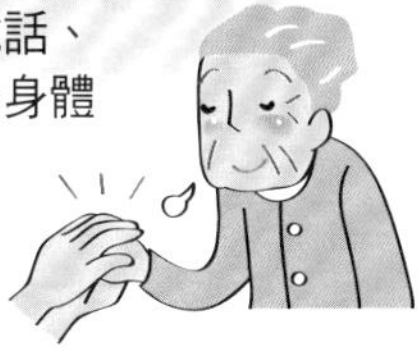

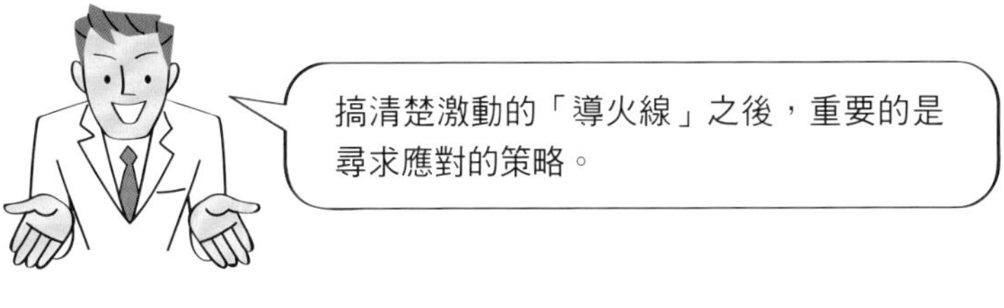
搞清楚激動的「導火線」之後，重要的是尋求應對的策略。

當患者出現徘徊行為時

失智症患者漫無目的到處走的「徘徊」現象，也是讓家人困擾的症狀之一。徘徊有很多種型態，有一到傍晚就說著「差不多該回家了」然後走出家門的「日落症候群」，也有心神不寧地在同一個地點來回遊蕩，或走到很遠的地方回不了家等情況。

這些徘徊現象，很多是由於無法辨別時間或場所等定向力障礙所引起，明明待在自己家裡卻不知道，還為了找自己的家而出門；散步或購物的途中，搞不清楚自己的所在之處或回家的路而迷路，逐漸愈走愈遠。這些都會讓失智症患者非常不安。

此外，前面雖然說是「漫無目的」，不過失智症的徘徊行為中，也有不少患者是有自己的理由或目的的。

患者一路走來的人生經驗，或以往的生活習慣等，有時會成為徘徊的理由，例如：以前掌管廚房的主婦是「要回家準備煮飯」，過去是上班族的男性會說「我去上班了」然後走出家門。說不定他們是想回到自己最活躍的時代。

徘徊的處理方式，不是硬帶患者回家，也不是把他們關在家裡，當患者開始出現徘徊行為，首先要思考的是如何確保其安全，比方說，家人跟著一起走並看著患者、讓患者隨身攜帶家裡的連絡方式或附有ＧＰＳ*功能的手機等等。另外，對於說要「回家」的人，如果拜託他們「別那麼說，請務必留下來過夜」，有時會讓患者打消外出的念頭。回應患者的目的或理由，對患者說出容易被接受的話語吧！

用語解說　GPS功能　利用GPS衛星發射的電波，尋找目前所在地的系統。GPS是「Global Positioning System」（全球定位系統）的縮寫。

當出現徘徊行為時……

花點心思阻止患者出門

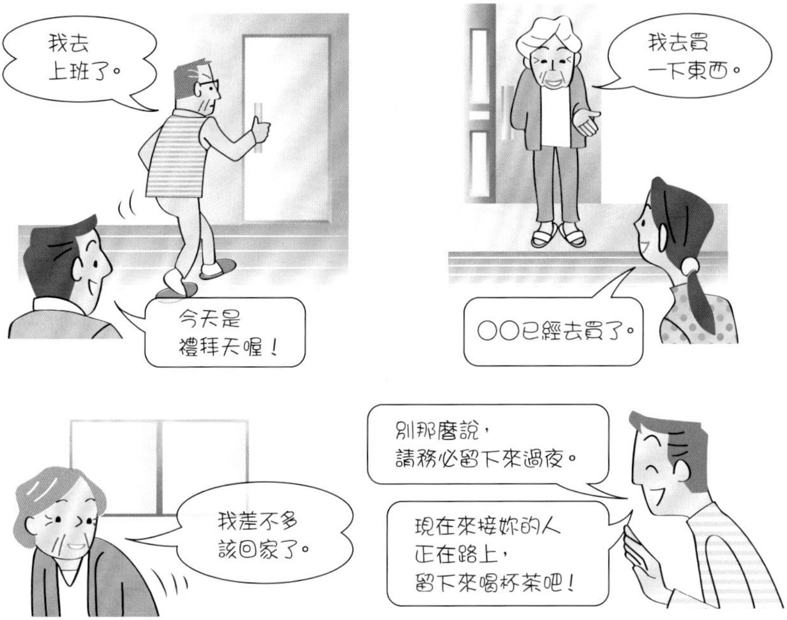
我去
上班了。
今天是
禮拜天喔！
我去買
一下東西。
〇〇已經去買了。
我差不多
該回家了。
別那麼說，
請務必留下來過夜。
現在來接妳的人
正在路上，
留下來喝杯茶吧！

保護徘徊者的安全

要設想，萬一患者還是在不知不覺間跑出去的話該怎麼辦，事先擬好對策很重要。

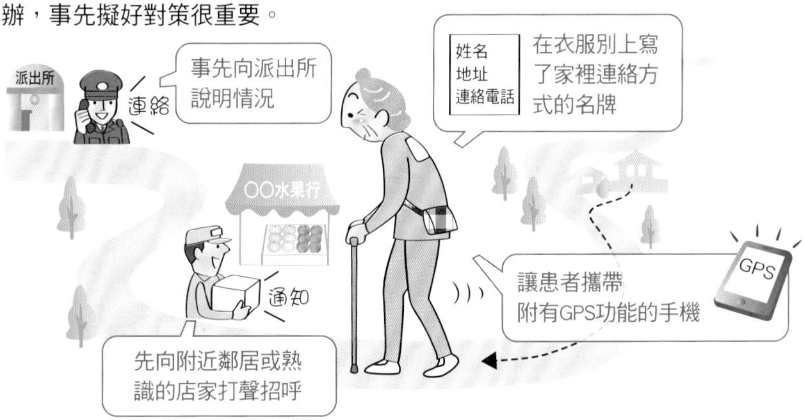
派出所
連絡
事先向派出所
說明情況
姓名
地址
連絡電話
在衣服別上寫
了家裡連絡方
式的名牌
〇〇水果行
通知
先向附近鄰居或熟
識的店家打聲招呼
GPS
讓患者攜帶
附有GPS功能的手機

藥物管理

讓患者正確服藥

在失智症的照護上，藥物管理也是很重要的一環。年老之後，除了失智症以外，很多人會一併罹患高血壓、糖尿病或心臟病，因此藥物的管理變得更加複雜。就算沒有失智症，要記得服用這些藥物也已經夠麻煩的了，一旦失智症發病，要患者自己管理藥物並正確服用簡直是難上加難。

為了避免忘記吃藥或吃太多，建議可利用一眼就能確認何時該吃什麼藥的「服藥月曆」*（參照左頁），將藥物依照星期與時間分別收納，對於還保有一定程度定向力的患者而言，有相當高的機率可以防止忘記吃藥或吃太多的情況。

假如一次需服用多種藥物，可請醫生或藥劑師將藥物「一包化」，也就是把一次要吃的藥全裝在一袋裡，這也是個好方法。服藥的時候，家人最好能在一旁看著，確認患者吃藥的狀況，如果沒辦法做到，也要把寫了「記得吃藥喔！」的紙條放在餐桌上，或打電話確認患者是否正確服藥。

在失智症患者之中，有人會因為無法理解服藥的必要性，或藥很難吃等理由拒絕服藥。除此之外，也有人會因為吞嚥障礙等問題而難以服藥，這種時候找醫生商量，試著改變藥物的形態，也不失為一個好辦法。藥物的形態有錠劑、膠囊、藥粉、藥水、貼劑等等，若難以吞嚥錠劑或膠囊，可以改為藥粉或藥水；相反地，若很在意藥粉的苦味，可以改為錠劑或膠囊，試著和醫生討論看看是否能夠改變處方吧！

用語解說

服藥月曆　可以將藥物依照星期與時間分別收納的月曆型藥物收納袋，會在藥局或醫院販賣部等處販售。

下一點工夫讓患者正確服藥

防止忘記吃藥或吃太多的巧思

巧思 活用「服藥月曆」或「藥盒」

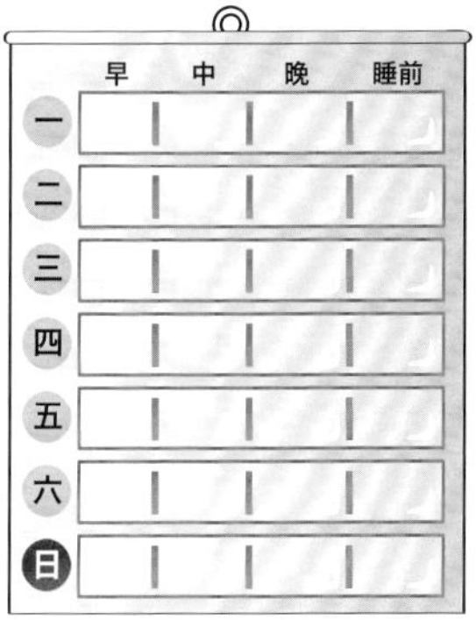
早
中
晚
睡前
一
二
三
四
五
六
日

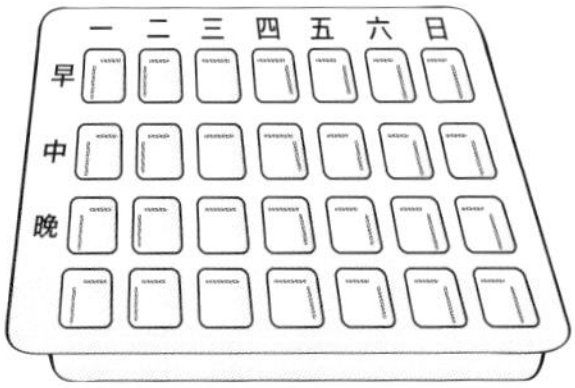
一
二
三
四
五
六
日
早
中
晚

巧思 在顯眼的地方貼紙條

「要吃藥喔！」
「吃過藥了嗎？」 等等

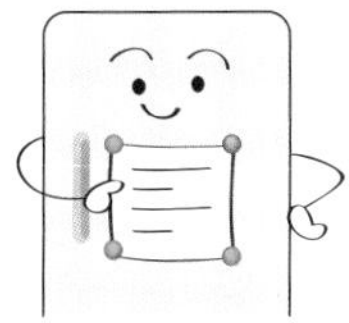

巧思 請醫生將一次要吃的藥「一包化」

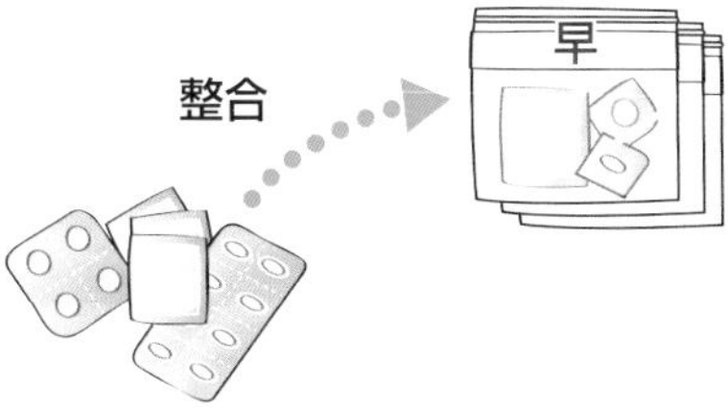
整合
早

巧思 在服藥的時間打電話確認

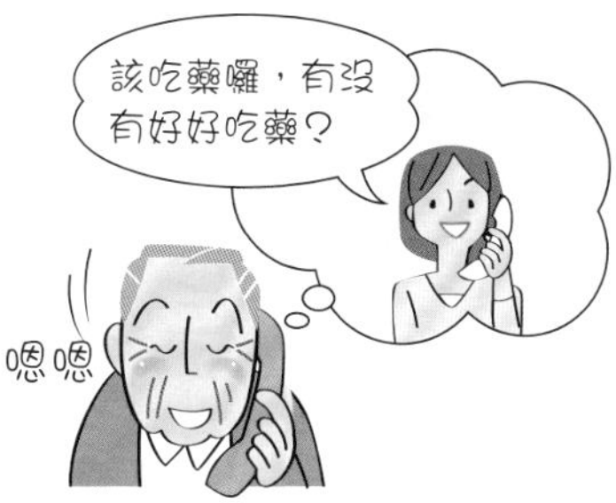
該吃藥囉，有沒有好好吃藥？
嗯嗯

讓吃藥變得輕鬆的方法

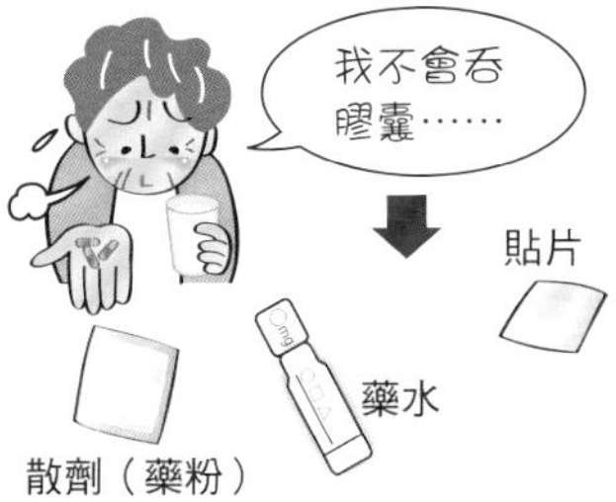
我不會吞膠囊……
貼片
藥水
散劑（藥粉）

請醫生改變藥物的形態

若有上述情況或相反情況，就有必要和醫生討論是否該改變處方。

照護是對患者的關懷

整頓家中環境

整頓居家環境，讓失智症患者能安心生活，這點也很重要。在布置環境時，要重視「確保安全」、「舒服自在」與「方便活動，清楚易懂」3點。

安全方面，首先要做好防止跌倒的對策，像是地板、地墊或地毯的止滑、設置扶手、消除地板高低落差、防止被電線絆倒等措施都要設想周到。家具的配置是否阻礙動線？電話是否放在可以馬上接聽的地方？這些也是要留意的重點。若為電話配置數個子機，就更加令人放心了。

還有，由於失智症患者的判斷力和理解力很差，家中的各種物品都有可能變成「危險物品」。火柴、打火機、香菸、菸灰缸、殺蟲劑、藥品、化妝品、鹽、尖銳物、針等等，都要放在失智症患者拿不到的地方。

接下來，為了讓患者的生活能過得更舒適，室內要保持適當的溫度、濕度與明亮度。裝潢擺設如果全部換掉，會讓失智症患者感到混亂，無法平靜。雖然得除去危險的物品，但也要重視熟悉的氛圍，可以把懷念的東西或照片拿出來裝飾。不過，照片、肖像畫或鏡子等物品若會引起幻覺，就必須收起來。

失智症如果惡化下去，患者會逐漸不明白場所或物品的意義。為了讓患者能夠盡可能順暢地行動，可以把寫著大大的「廁所」、「浴室」字樣的紙，貼在廁所和浴室的門上，也可以畫出衣櫃抽屜裡的內容物，並貼在抽屜上面。

整頓出讓患者安心生活的環境

布置居家環境的3個重點

重點❶ 確保安全

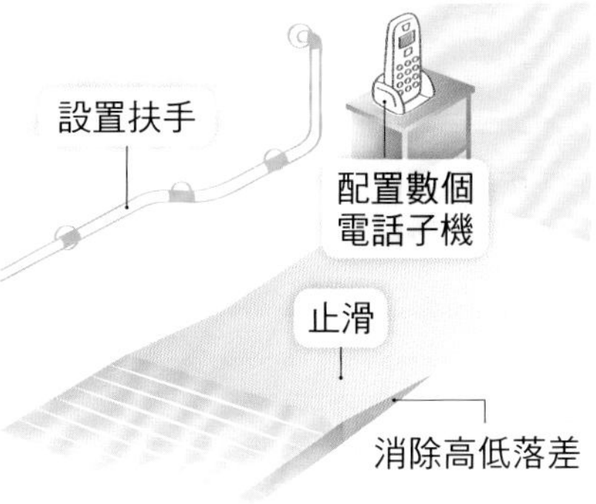
設置扶手
配置數個電話子機
止滑
消除高低落差

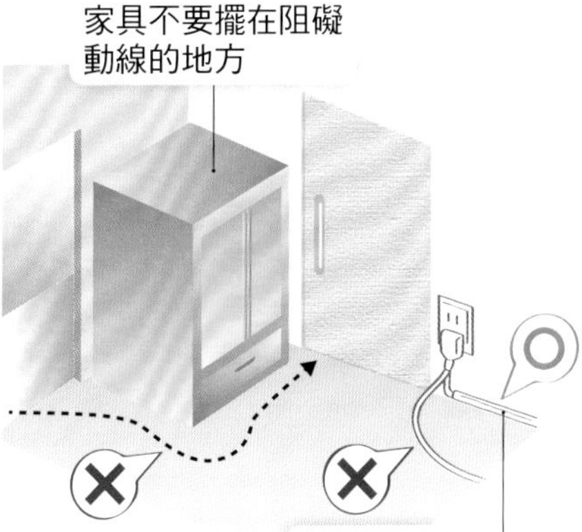
家具不要擺在阻礙動線的地方
電線要固定在牆上

打火機、香菸、尖銳物等，對失智症患者來說很危險的東西，都要收在患者看不見的地方!!

重點❷ 舒服自在

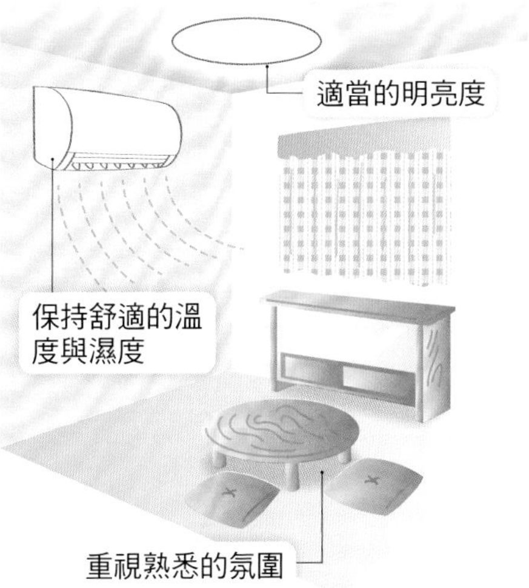
適當的明亮度
保持舒適的溫度與濕度
重視熟悉的氛圍

重點❸ 清楚易懂

貼上寫著大大的「廁所」、「浴室」的字條。

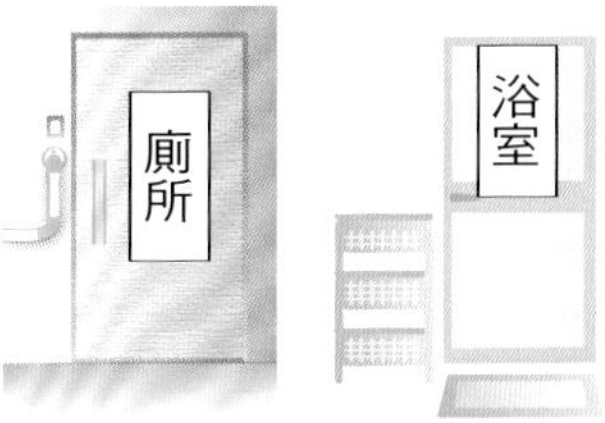
廁所
浴室

畫出衣櫃抽屜裡的內容物，並貼在抽屜上面。

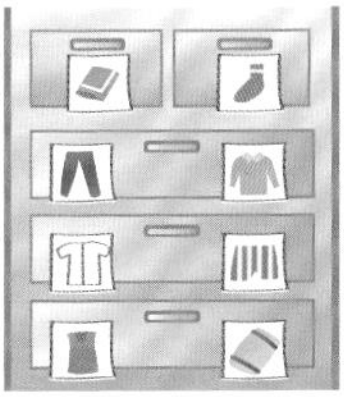

挑選時髦的服裝和舒適的寢具

失智症患者容易變得不在乎儀容或身邊的事，因此會一整年都不收棉被，不少人還會一整天穿著同一套衣服，不梳頭髮也不刮鬍子。可是，為了塑造出規律的生活節奏、讓患者恢復活力，換衣服或整理儀容是相當重要的。當本人無法自行打扮時，家人就伸出援手吧！

洗臉、刷牙時，若家人說「來洗臉吧！」然後去洗臉，有些失智症患者也會一起開始洗臉。假如這麼做患者還是不願自己動手，可以用泡過熱水、擰乾的毛巾幫患者擦臉，並且幫他刷牙、梳頭髮。是男性的話就幫他刮鬍子，女性的話也可以幫她化妝。

至於換衣服，可以對患者說「差不多到睡覺時間了，來換睡衣吧！」、「早上了喔，來換衣服吧！」等等，讓患者擁有「因為早上了」、「因為晚上了」所以要換衣服的想法，維持換衣服的習慣。如果患者不想自己換衣服，或許會在穿脫上遇到困難，此時可以動點腦筋，給患者換上容易穿脫的衣物，像是鈕釦很大的衣服，或是沒有拉鍊或鉤扣的鬆緊帶褲子、裙子等等。

準備患者喜歡的衣服，對他說「穿上這個，我們出去散步吧！」、「這件衣服很好看呢！」，患者可能就會因此而開心地換衣服。為了保持患者與社會的連結，要用心準備乾淨時髦的衣物，當患者願意好好整理儀容時，要誇獎他「你每天都很棒喔！」。

另一方面，想讓患者擁有舒服的睡眠，寢具的舒適性也很重要。請勤洗床單與枕套，並且在晴天時曬棉被，時時注意這些能讓患者睡得香甜的要件。

打造乾淨清爽的一日生活節奏♪

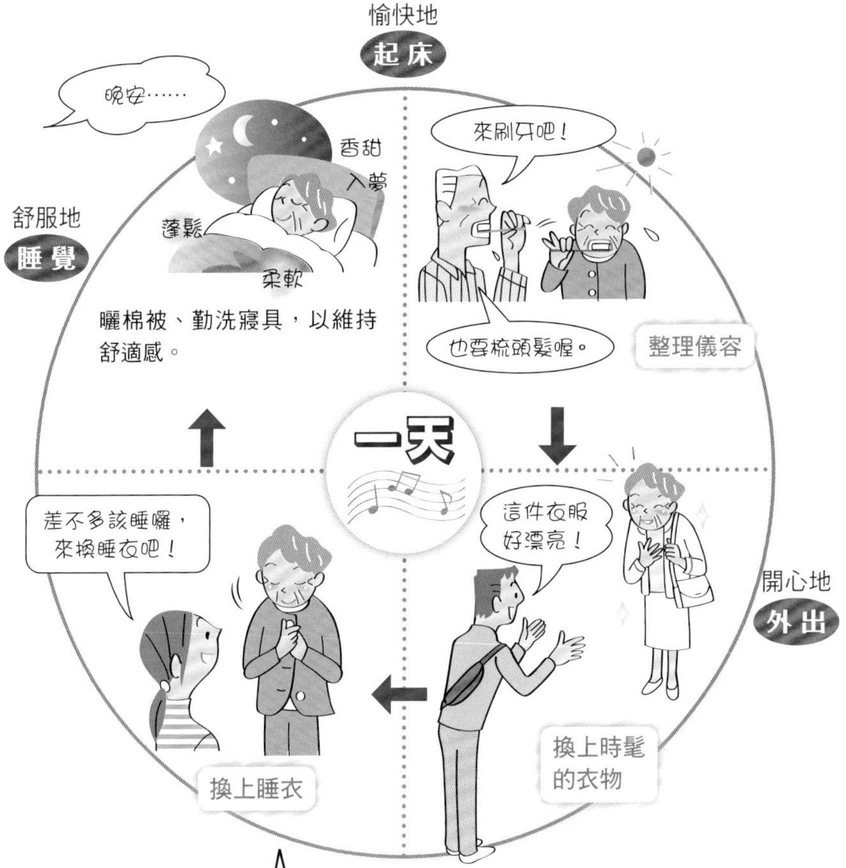

穿脫上有困難時

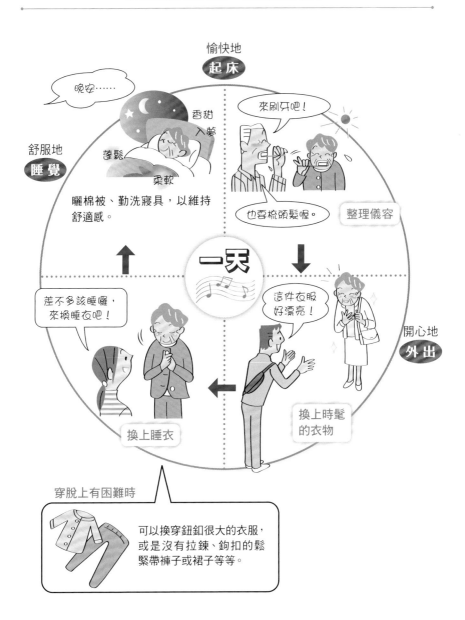

可以換穿鈕釦很大的衣服，或是沒有拉鍊、鉤扣的鬆緊帶褲子或裙子等等。

讓患者安全地享受食物

還保有自行進食能力的情況

在罹患失智症初期，患者還充分保有自行進食的能力，因此基本上不需要特別加以看護。不過狀況因人而異，患者有可能只吃喜歡的食物，或剩下來的食物會變多。要注意營養的過與不及，同時盡可能全家人聚在餐桌前用餐，花點心思，讓患者能吃得津津有味又開心。

一旦患有失智症，即使眼前擺了再多菜餚，患者可能也只會注意到手邊的食物，為了讓他們吃得營養均衡，要若無其事地將碰不到的盤子移換至患者手邊，讓他們的視線能夠看到菜餚，或者不使用很多小碗盤，而是以一個大盤子把飯菜一起盛在裡面，方便患者吃完。此外，由於判斷力或理解力衰退，患者有時會把所有看得到的東西都放入口中，像是餐巾、筷架、牙籤等等，最好先把餐桌上所有不是食物的東西都收走。

明明還有自己進食的能力，卻不想吃東西的時候，或許是牙齒出了問題。要檢查是否有蛀牙或假牙不合等情況，有必要時須前往牙科就診。

隨著年齡漸長，唾液的分泌也會減少，有時在嚼碎食物或吞嚥上會產生困難，在這種情況下，不只食欲會減退，食物還會卡在喉嚨，或有因為誤嚥*而引發肺炎的危險。必須在烹煮食物時下點工夫，像是把食材切成一口大小，或把飯菜煮得軟爛些。

用語解說

誤嚥　意指食物、飲料或唾液等誤入氣管的情況。

幫助患者維持自行進食的能力

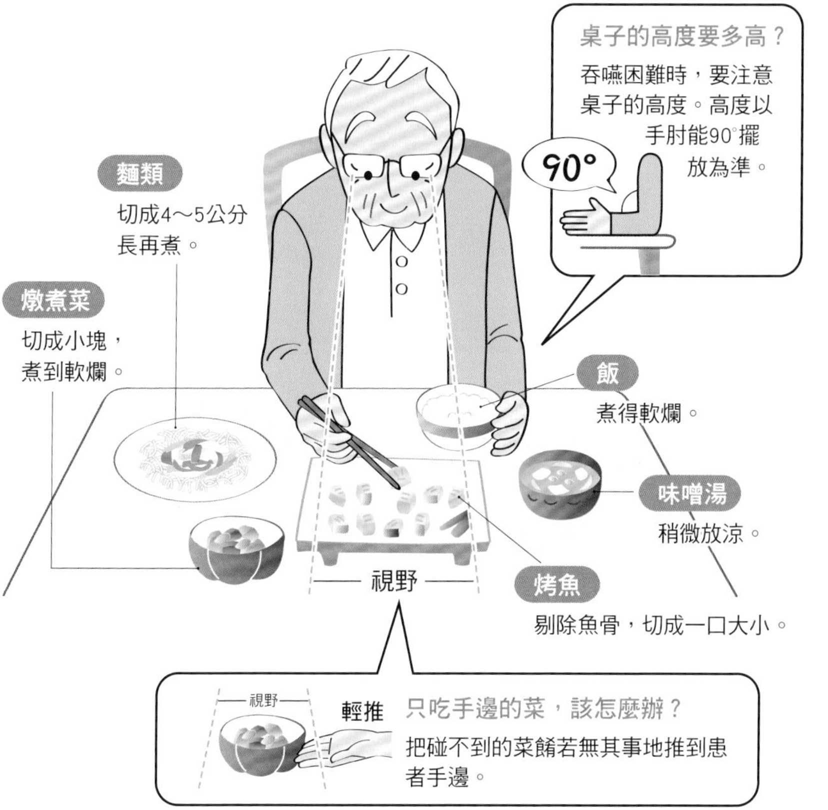
桌子的高度要多高？
吞嚥困難時，要注意桌子的高度。高度以手肘能90°擺放為準。
90°
麵類
切成4～5公分長再煮。
燉煮菜
切成小塊，煮到軟爛。
飯
煮得軟爛。
味噌湯
稍微放涼。
烤魚
剔除魚骨，切成一口大小。
視野
視野
輕推
只吃手邊的菜，該怎麼辦？
把碰不到的菜餚若無其事地推到患者手邊。

用手抓食物的情況

好好吃……
飯菜都處理成一口大小

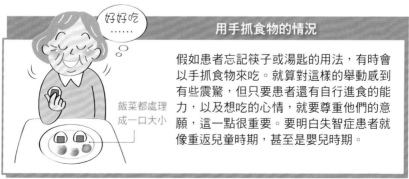

假如患者忘記筷子或湯匙的用法，有時會以手抓食物來吃。就算對這樣的舉動感到有些震驚，但只要患者還有自行進食的能力，以及想吃的心情，就要尊重他們的意願，這一點很重要。要明白失智症患者就像重返兒童時期，甚至是嬰兒時期。

無法自行進食的情況

失智症一旦發展下去，有些人甚至會無法理解「進食」這項行為。除此之外，若手指因腦中風後遺症等原因而麻痺，也會無法自行進食。不管是哪一種情況，用餐時都需要全面性的照護。

在照顧患者用餐時，有幾點希望各位注意。以下將介紹進食方面的基本要點。

開始用餐時，如果嘴巴很乾，會不容易嚼食，也無法順利吞嚥，因此在進食之前，要先用茶或水潤口或潤喉。

餵患者吃飯時，若一次餵太多，患者將無法順利咀嚼，也吞不下去。放入口中的量，以大約1茶匙為基準。此外，粥或菜餚的溫度也必須注意，如果突然把太燙的食物放入患者口中，患者會嚇一大跳，之後變得再也不肯開口。粥類等食物要放涼到大約40～50℃再給患者吃。

使用湯匙餵餐時，照顧者為了怕灑出來，容易把湯匙伸至患者的舌頭深處，但這麼做會妨礙舌頭的動作，使患者無法順利進食。湯匙要從舌尖伸向中央，然後請患者闔上嘴巴，再將湯匙往斜上方拉出來。

老年人的咀嚼力差，唾液分泌量也少，進食速度一定很慢，勉強催促會有噎住或嗆到的危險，因此照顧時須配合患者的速度。另外，用餐時可以對患者說「很好吃吧？」、「接下來喝點味噌湯喔！」之類的話，在遲遲無法吞下去時，可以做出「嚼嚼、嚼嚼、吞下」等動作，教導患者如何吞嚥。

在進食方面提供全面性的照護

全方位照顧要點

❶ 首先，濕潤口腔

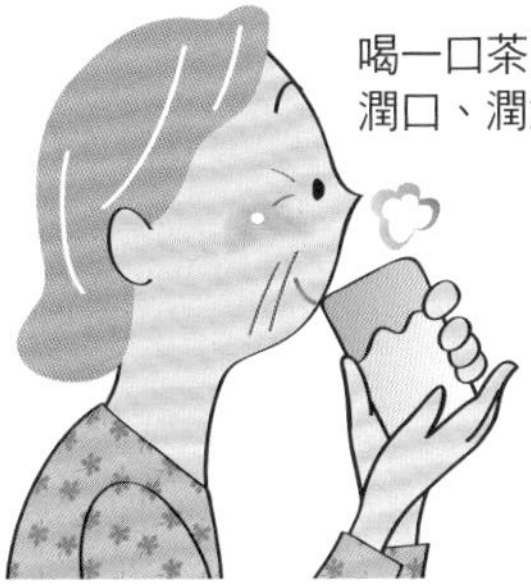

喝一口茶或湯，潤潤口、潤潤喉。

❷ 一點一點地適量餵食

以一茶匙的量為基準。

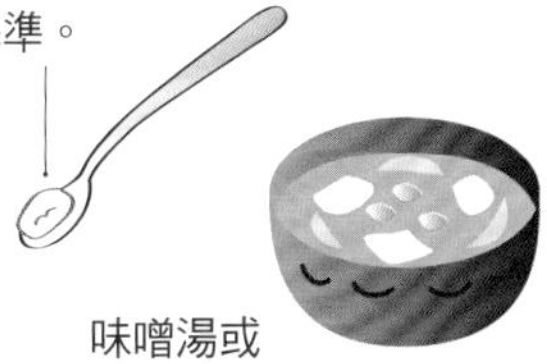

味噌湯或粥等食物要稍微放涼（40～50°C）。

❸ 湯匙從舌尖伸向中央，將食物放在舌頭上

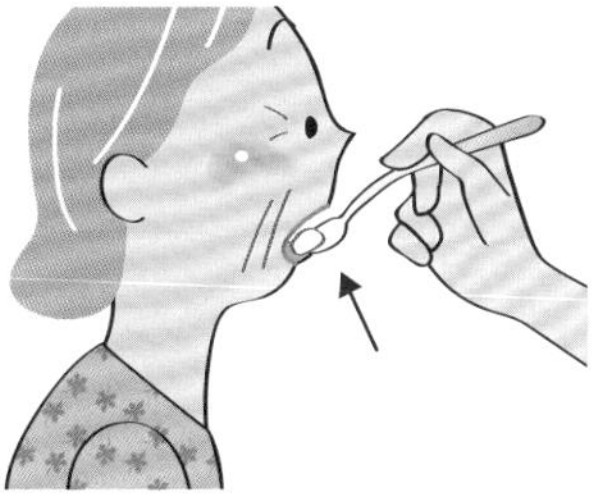

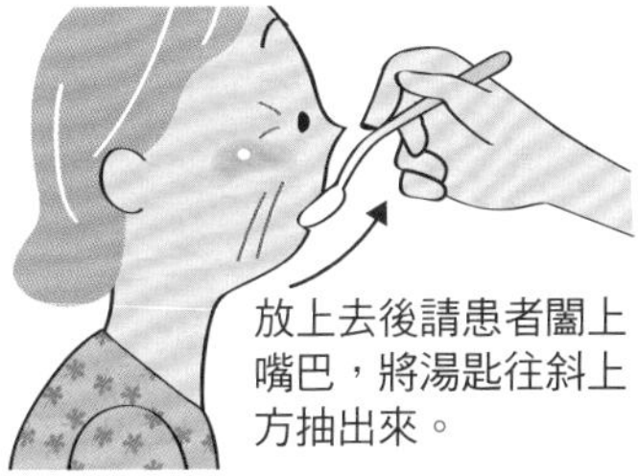

放上去後請患者闔上嘴巴，將湯匙往斜上方抽出來。

❹ 用餐時要慢慢來，配合患者的速度

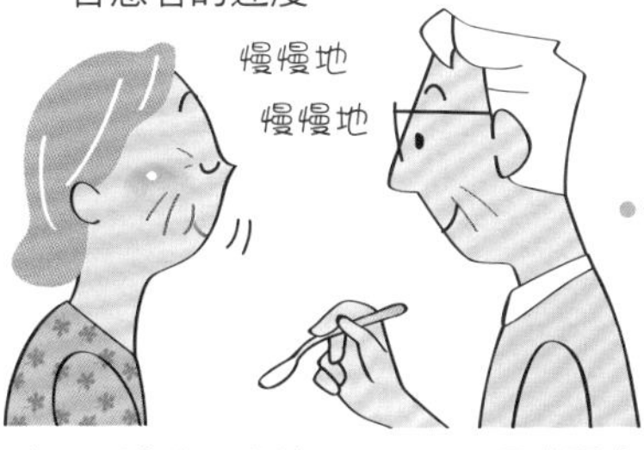
慢慢地
慢慢地

催促是造成誤嚥的元兇!!要一面確認患者是否吞下去了，再一匙、一匙地慢慢餵。

❺ 穿插「話語」和「動作」，讓用餐變得有趣♪

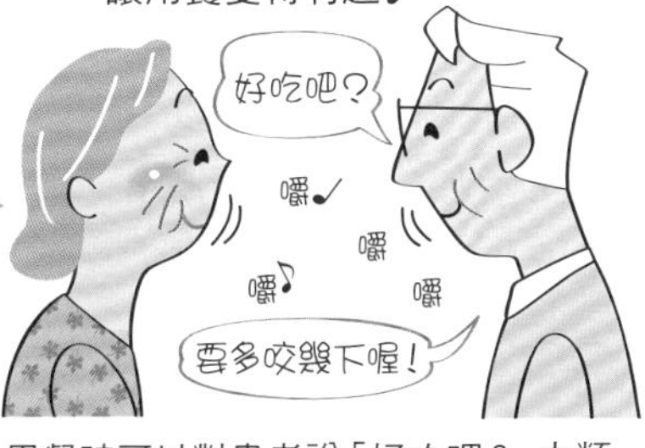
好吃吧？
嚼♪
嚼
嚼♪
嚼
要多咬幾下喔！

用餐時可以對患者說「好吃吧？」之類的話，看護者也可用嘴巴做出咀嚼的模樣來教導患者。

保持身體潔淨

洗澡・擦澡的照護

即使罹患失智症，只要有自己洗澡的意願，身體功能也沒問題，就可以獨自洗澡。當患者的狀況較穩定時，盡量讓他們自己洗澡吧！

不過，失智症的病情開始惡化之後，患者可能會洗得不夠確實、無法分辨洗髮乳和潤髮乳，或者對熱水的溫度不敏感。可以事先幫他們設定好洗澡水的溫度，並適時詢問「水溫如何？」、「背後沖了嗎？」等等，確認患者的安全，以及有沒有洗乾淨。洗髮乳和潤髮乳的問題，可使用洗潤合一的產品、簡化洗澡程序來解決。浴室洗潔劑等容易和入浴用品混淆，所以要先收起來。

此外，在失智症患者之中，也有討厭洗澡的人，他們都有自己拒絕洗澡的理由，像是害怕泡進浴缸裡、覺得裸體很羞恥，或身上的衣物被拿走會感到不安或恐懼等等。在這樣的情況下，責備或強迫都只有反效果，幫助他們時要考量到他們的心情。比方說，害怕泡進浴缸的話，就改為淋浴；不喜歡裸體，就穿著內衣洗澡等等。

如果無論如何都討厭洗澡，也不要勉強患者，可用擦澡來保持身體潔淨。擦澡的時候，室溫要保持在大約22～24℃，尤其冬天要特別注意保暖。浸泡毛巾的熱水，溫度以50～55℃左右為佳，一定要先把毛巾放在自己的手腕內側，確認不會太燙再擦拭患者的身體。

用語解說 擦澡　用毛巾為病人等無法頻繁洗澡的人擦拭身體，以保持潔淨。

幫忙洗澡時，要考量患者的心情

失智症患者之中，有人害怕浴缸，有人討厭裸體……討厭洗澡的人不在少數。

這種時候……

患者害怕浴缸時

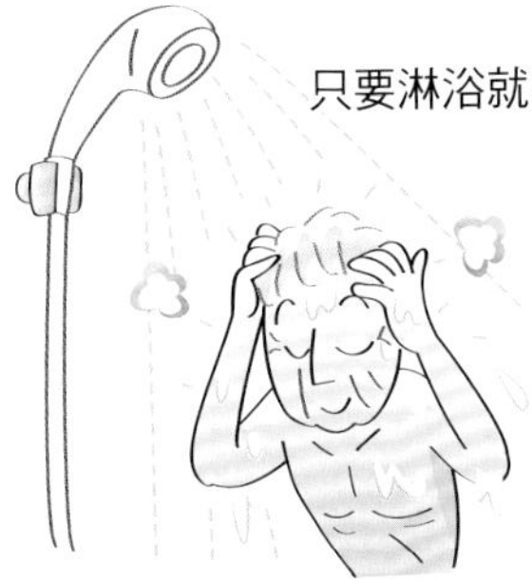
只要淋浴就好。

患者討厭裸體時

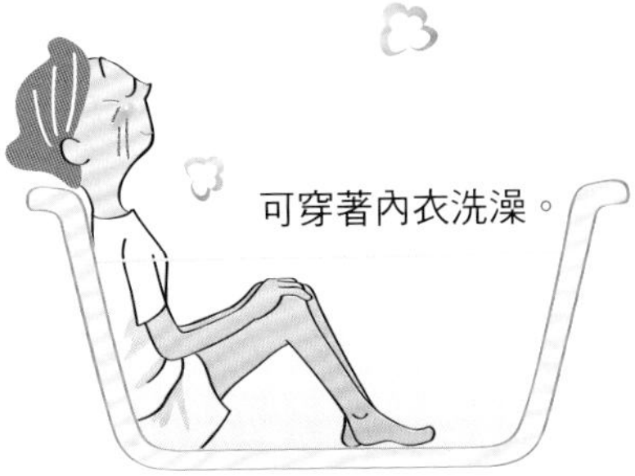
可穿著內衣洗澡。

患者無論如何都討厭洗澡時

不要勉強他們洗澡，可用「擦澡」保持身體潔淨。

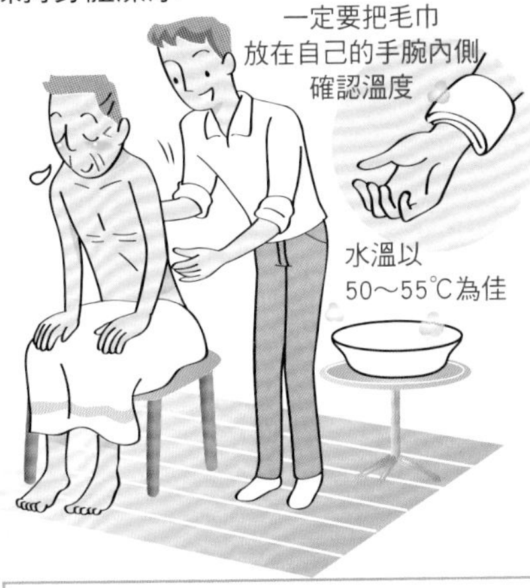
一定要把毛巾
放在自己的手腕內側
確認溫度
水溫以
50～55℃為佳

在浴室裡也花點心思

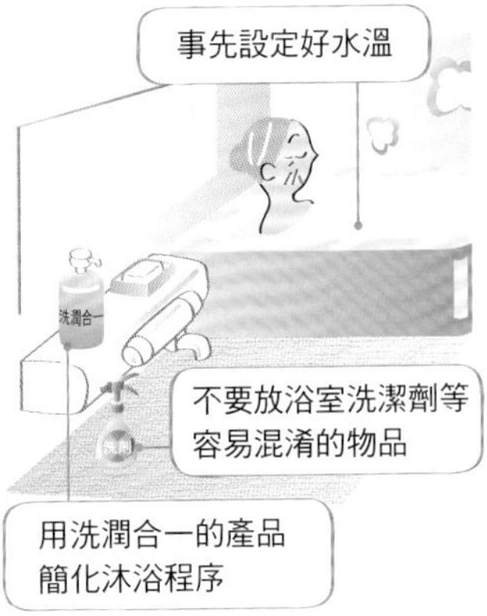
事先設定好水溫
洗潤合一
不要放浴室洗潔劑等
容易混淆的物品
用洗潤合一的產品
簡化沐浴程序

要適時詢問「水溫如何？」、「背後沖了嗎？」等等，確認患者的安全以及有沒有洗乾淨!!

排泄順暢的祕訣

如廁的照護

如廁的協助與失敗，對失智症患者來說是最羞恥的事，所以，他們會想盡量靠自己上廁所。在照顧患者如廁時，必須充分了解這一點。

為了讓失智症患者如廁順利，首先要將他們各方面的狀況調整為「容易排泄」的狀態。

失智症患者之所以會弄髒地板、馬桶或衣服，是因為某些原因導致他們來不及去廁所，一般來說，老年人有頻尿的傾向，再加上憋住尿液的尿道括約肌*變得鬆弛，以及身體運動功能低下等因素，於是造成無論如何都沒辦法及時前往廁所的情況。

這種時候，若能把像西裝褲般有拉鍊或鉤扣的褲子，換成腰部是鬆緊帶的款式，就能迅速脫掉褲子，減少失敗的機率。

此外，男性面對馬桶站立的位置如果沒辦法對準，在地上適當的位置畫上腳形圖案也是不錯的方法。假如蹲著或坐著的姿勢不夠穩定，可以配合身體高度安裝扶手，改善姿勢不穩的狀況。

另一方面，患者有時會「失禁」，這是失智症的症狀之一。失禁的時候，患者也會陷入自我厭惡之中，認為這很可恥。此時不要嚴加斥責，要快點幫患者換衣服。失禁的原因，是就算出現尿意或便意，患者也無法理解，或是不知道廁所在哪裡。一邊尋找原因，一邊思考應對方法（參照下頁）是很重要的。

用語解說　尿道括約肌　位於尿道周圍的肌肉，具有控制排尿的功能。憋尿的時候，尿道括約肌會收緊，排尿時則會放鬆。

如廁照護需要「關懷」和「體貼」

如廁失敗最容易讓患者感到羞恥，協助時要充分理解這一點。重點有下面2項。

1 將患者的狀況調整為容易排泄的狀態

[換上穿脫方便的衣物]

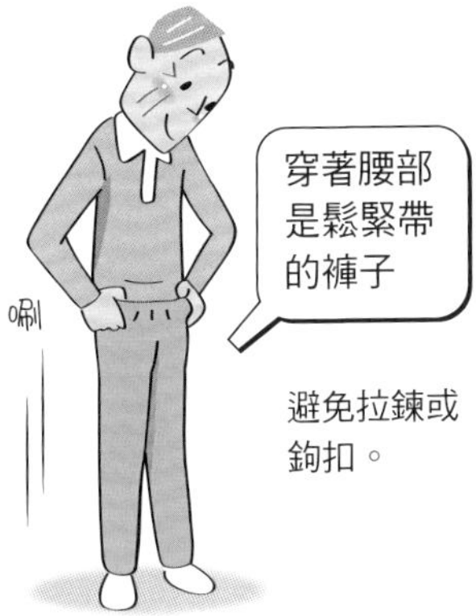
穿著腰部是鬆緊帶的褲子
唰
避免拉鍊或鉤扣。

[藉由站立位置與扶手讓患者的姿勢穩定]

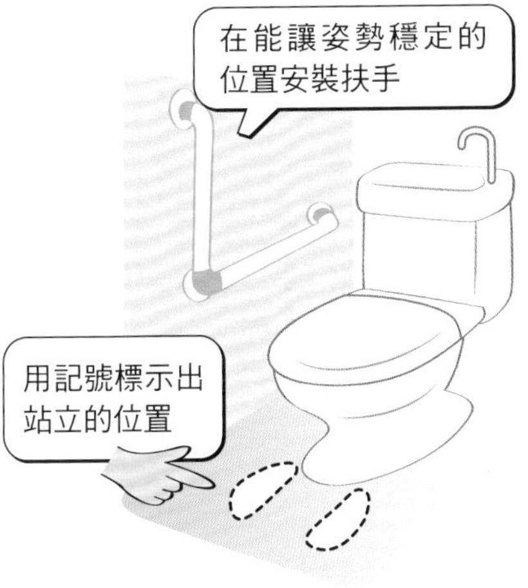
在能讓姿勢穩定的位置安裝扶手
用記號標示出站立的位置

2 失禁的應對方法

[不漏掉如廁的信號]

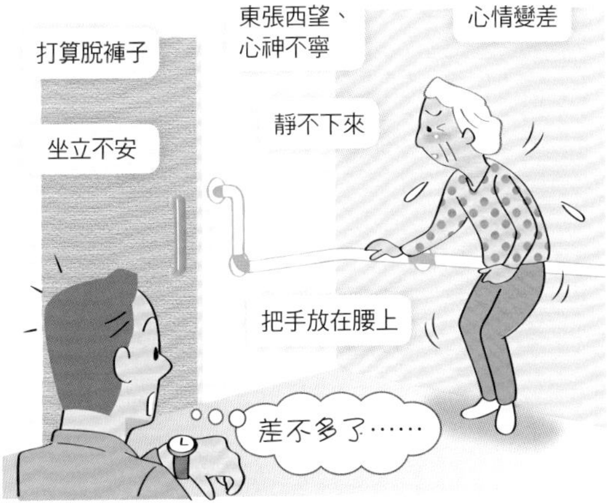
打算脫褲子
東張西望、心神不寧
心情變差
靜不下來
坐立不安
把手放在腰上
差不多了……

[防止失禁的小技巧]

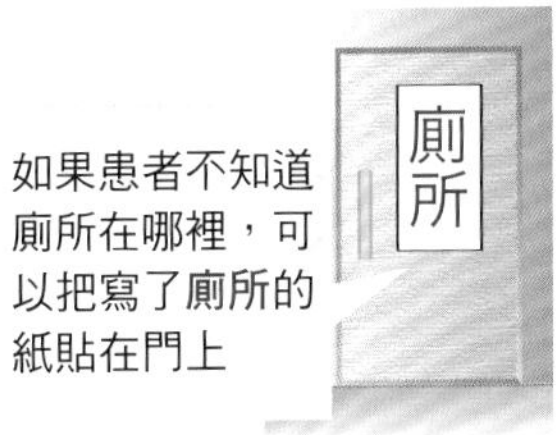
廁所
如果患者不知道廁所在哪裡，可以把寫了廁所的紙貼在門上

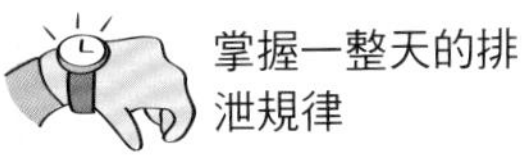
掌握一整天的排泄規律

別讓移動變成一種痛苦

翻身、起床的照護

「移動」是日常生活中最基本的動作。進食、如廁、入浴、換衣服等，所有日常生活中的行動都需要移動。為了能盡量讓失智症患者的自立生活長久地維持下去，希望各位能先知道使移動順利的照顧方法。

移動的動作有「翻身」、「起床」、「坐下」、「起立」、「行走」5種，日常生活中的一切行動，都是由這5種動作組合而成的。

翻身是讓人從平躺轉變成側躺的動作。它不但是換尿布和床單時的必要動作，同時也是成功完成起床動作所不可或缺的。

雖然是健康的人不會特別留意的不經意動作，但是當失智症惡化之後，會變得不知道起床的步驟，而硬要以仰躺的姿勢起床，造成腰部和肩膀疼痛。在這種情況下，必須提供協助才能使他們安全起床。從躺著的姿勢起床的具體步驟，請參照下頁所示。

為了能順利地起床或起立，從床上起來的負擔會比從墊被來得少，不過，如果罹患失智症之後才換睡床鋪，就必須多加注意。因為從前若不是睡床鋪，患者往往無法理解為何要睡床而站在床上，晚上要起床上廁所時特別危險，如果出現這種行為，就換回墊被吧！

「翻身」～「起床」的照護

1

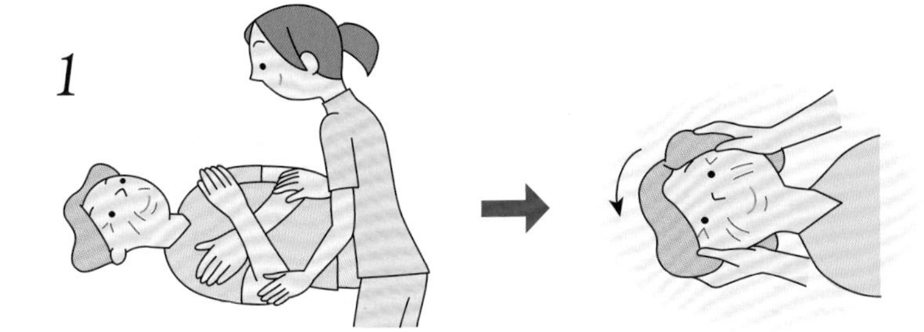

讓患者雙手抱胸，為方便重心的改變，臉要朝向欲翻身的那一側。

2

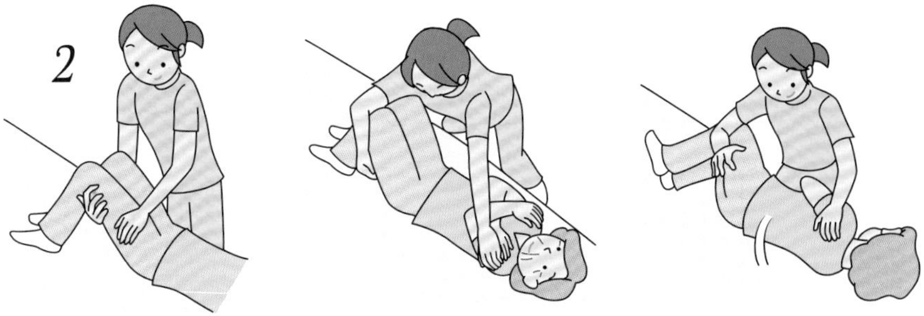

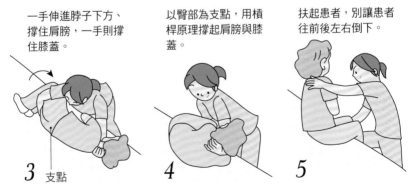

立起雙腿膝蓋，用手扶著患者的膝蓋、臀部與肩膀，慢慢將膝蓋和肩膀翻向側面。

一手伸進脖子下方、撐住肩膀，一手則撐住膝蓋。

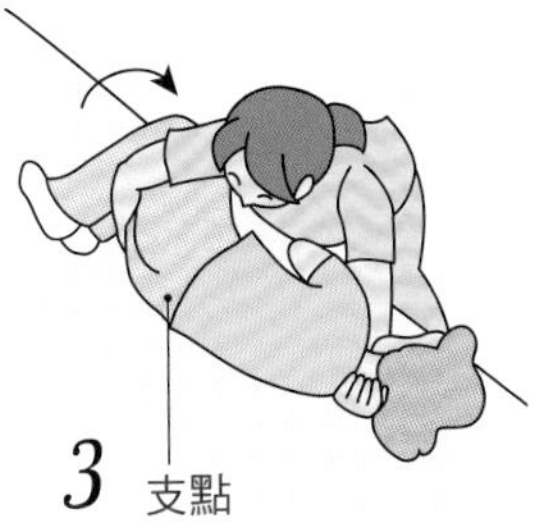

3

以臀部為支點，用槓桿原理撐起肩膀與膝蓋。

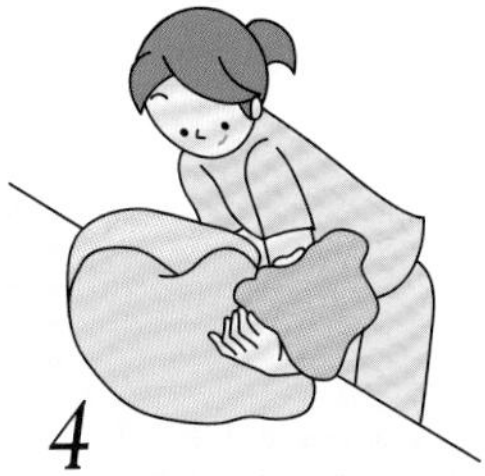

4

扶起患者，別讓患者往前後左右倒下。

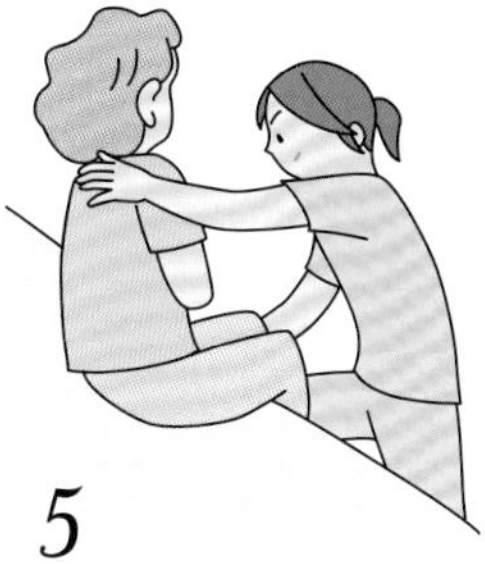

5

需要全面照護的患者，以臀部為支點的話，便可減少照顧時所花費的力氣。

步行、使用輪椅的照護

就算只有一下子，只要患者願意步行，盡量增加步行的機會比較好。但若步行會有危險，就要考慮使用輪椅來輔助移動。假如患者以步行困難為理由拒絕外出，就會逐漸與社會疏遠，使內心感到更加孤獨。在家裡靠自己的雙腿移動，外出時則利用輪椅，靈活地運用兩種移動方式吧！

從床上移動到輪椅上時，由於必須盡量縮短臀部的移動距離，輪椅最好擺放在與床鋪側面呈20～30°角的位置。擺好後，一定要確認有沒有拉起輪椅的煞車，以及是否豎起置腳台*。

患者站起來的時候，需要抓住看護者的肩膀，因此要盡可能讓患者靠近看護者，照顧起來會比較容易。如果患者可以自行站起來，就讓他們往前彎，抓住輪椅的扶手*起身，看護者一面扶著患者以免跌倒，一面幫忙他們轉向，慢慢地使患者坐上輪椅。

若要協助患者步行，首先要注意的是褲管的長度，必須把褲管修短，避免碰到腳的周圍。鞋子則要挑選合腳、輕盈且不易滑倒的款式，而且比起綁鞋帶，用黏扣帶固定的款式比較方便穿脫。

協助步行的基本方法，是由看護者站在患者旁邊扶住其腰部。使用拐杖的時候，要站在沒拿拐杖那邊的斜後方，以避免患者的身體倒向沒拿拐杖的那一側。

開始步行後，看護者不要帶領患者前進，要始終配合患者的步調與步幅。

用語解說 置腳台、扶手　坐在輪椅上的時候，讓腳可以放著休息的地方為置腳台，手肘可以靠著、讓手休息的則是扶手。

「站起來」～「移動至輪椅上」的照護

[輪椅的擺放位置]

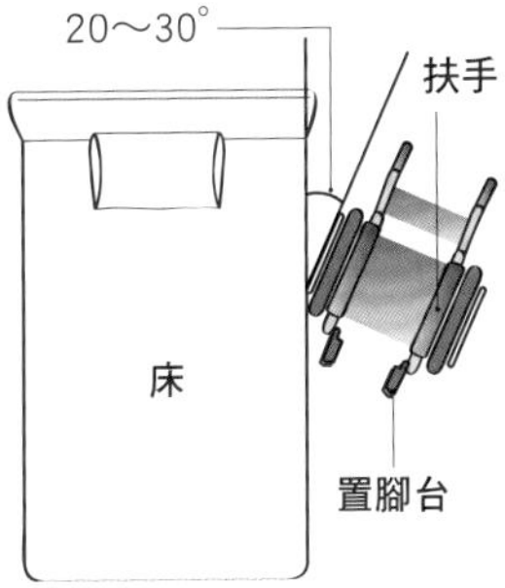

要確認輪椅的煞車是否拉起，置腳台有沒有豎起。

1

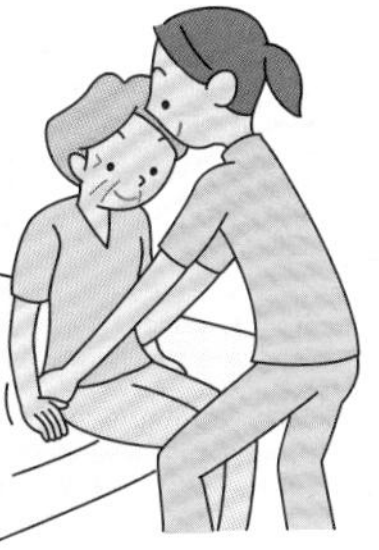

從坐在床邊的狀態，將患者的臀部一點一點往前拉，使患者的腳能碰到地板，淺淺地坐在床邊。

2

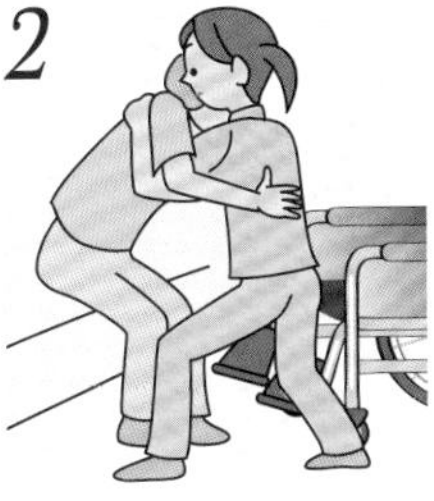

讓患者抓住看護者的肩膀，一邊往前彎一邊站起來。如果能自行站起，可以抓住輪椅扶手起身。

3

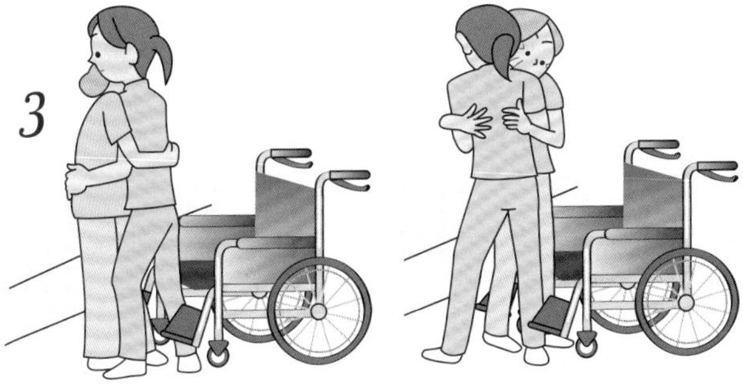

一邊扶住患者以免跌倒，一邊慢慢移動及轉換方向。

4

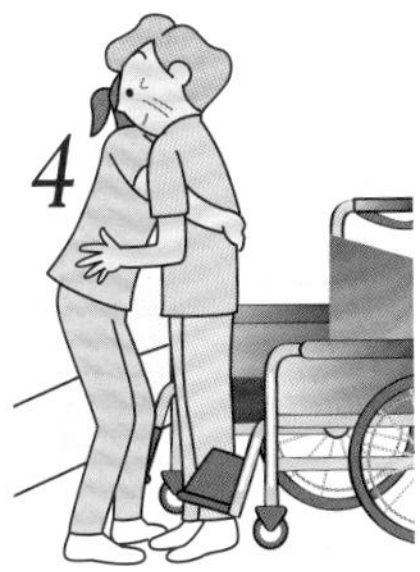

調整患者身體的方向，使患者與輪椅之間沒有空隙。

5

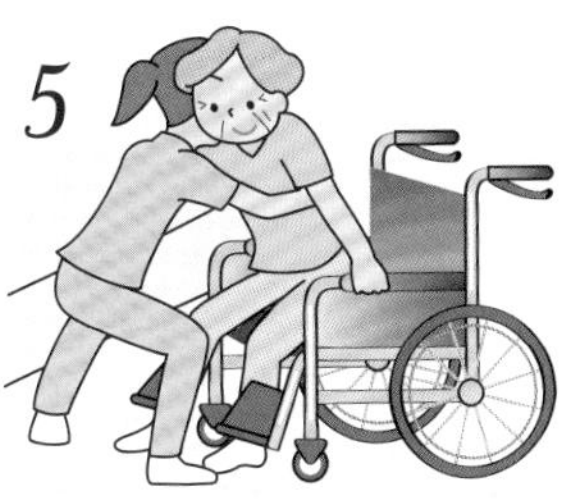

請患者抓住輪椅的扶手，一邊往前彎，一邊坐下。

6

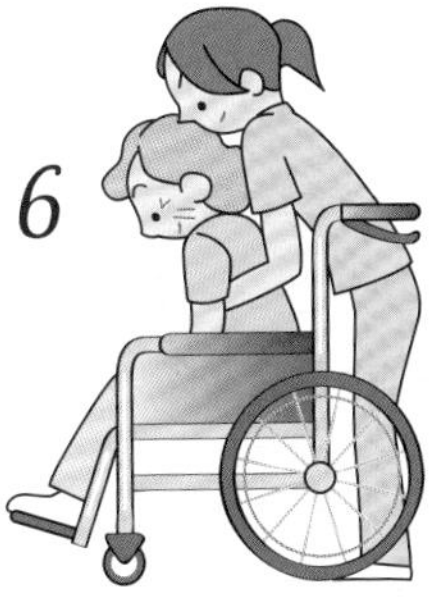

把腳放上置腳台，將臀部往後拉，讓患者深深坐進椅座。

利用政府支援維持生活水準

家屬做得到的事，和需要專家協助的事

前面介紹了對待與照顧失智症患者的方式，不過，失智症的看護期平均有6～7年，更長的甚至達到10年以上。在這段期間裡，也有些事光靠家屬的努力與堅持是難以度過的。

如果家屬累了，常常無法溫柔又平靜地對待患者，或許會變得焦躁無情，或是說出傷人的話。家人的這種態度，很可能使失智症的病情惡化。為了讓照顧的一方和受照顧的一方都能安心、和睦地生活，應該也要考慮借助專家力量的可能性。

希望各位務必利用「機構喘息服務」。機構喘息服務，包含有協助者造訪家中協助照護的「到府照護」，讓失智症患者在白天前往機構接受進食與洗澡照護、同時享受娛樂的「日間服務」，以及供失智症患者短期待在機構裡的「短期暫住」等，各式各樣全方位的服務。

若進食、洗澡或如廁等方面有接受全面照護的必要，對患者來說，交給專家或許會比較安全且放心。此外，不只患者本人，這些服務也會減輕家屬的負擔，因此也是為了守護家屬的生活水準而存在的。

想利用機構喘息服務，首先必須接受「照護需求評估」*。若確診為失智症，建議盡早到地方政府的負責窗口或地區綜合支援中心等處，辦理協商與申請手續。

用語解說 照護需求評估　接受照護服務之前，用來判斷利用服務者是否處於必須照護的狀態，以及該狀態嚴重程度的評估機制。

日本的機構喘息服務利用流程

到地方政府的負責窗口或地區綜合支援中心等處，申請照護需求評估服務

→ 家庭醫生的意見書

→ 調查員的評估調查結果

→ 照護需求確定

→ 照顧經理人（支援照護的專門人員）擬定照顧計畫（照護計畫書）

→ 以照顧計畫為基礎，利用各種服務項目

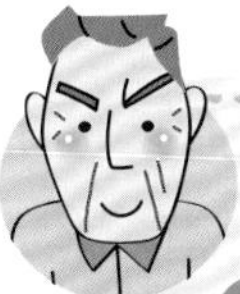

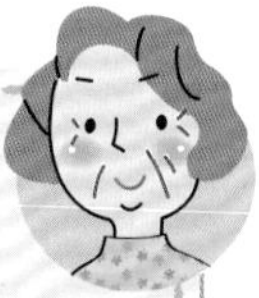

機構喘息服務所提供的協助

到府服務類
- 到府照護（居家協助服務）
- 到府入浴照護
- 到府護理
- 到府復健　等等

機構服務類
- 機構照護（日間服務）
- 機構復健（日間復健）　等等

短期機構類
- 短期機構生活照護（短期暫住）
- 短期機構療養照護（短期暫住）　等等

其他
- 租借福利用具、住宅改裝　等等

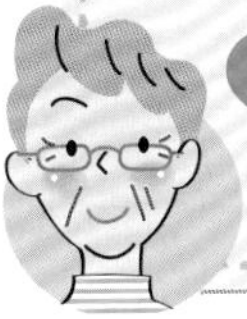

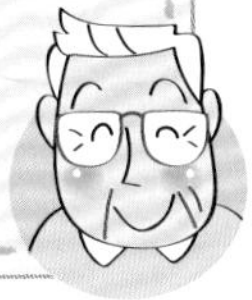

column

考慮是否住進機構時

在照顧失智症患者時，常常會遇到困難。即使有家屬協助，或利用各種制度與服務努力下去，居家照護仍然有其極限。像是失智症患者併發其他病症、問題行為嚴重到使人無法承受、擔任照顧者的家人生病等等，甚至也有因調職或離婚等情事而使居家照護變得困難的情況。這種時候，將「讓患者住進機構或醫療單位」納入選項之中，也是很重要的。

然而，近年來照護機構發生事故或意外的新聞不絕於耳，不少家屬都認為：「把家人託給不熟悉的機構會很不安。」正因如此，在考慮是否住進機構或醫院時，建議先前往多個地方實地參觀。

如何判斷環境的優劣呢？像是「機構是否注重安全衛生」、「如果走廊上有障礙物、危險物品或藥品等等，可能是安全管理並未徹底執行」、「若瀰漫糞便臭味或異味，可能是沒有適當的衛生管理或如廁方面照顧不周所致」等，都是選擇時的評估依據。此外，即使在手冊上寫著「可接受失智症患者入住」，但若進行機構說明的職員對失智症患者入住一事面露難色，也可能表示該機構的失智症照護體制並不完善。最後，最需要關心的是「照護品質」的好壞，在那裡生活的老人或工作人員的笑臉，可以反映出這一點。

參觀時，如果有疑問就要請機構職員說明，請務必選擇自己能夠充分認可的機構來讓患者入住。

参考文献

- 専門医が教える認知症（日本幻冬舎）
  【著】朝田 隆
- こうして乗り切る、切り抜ける認知症ケア（日本新興医学出版社）
  【編著】朝田 隆・吉岡 充・木之下徹
- 家族が認知症と診断されたら読む本（日本日東書院）
  【著】朝田 隆
- ぜんぶわかる認知症の事典（日本成美堂出版）
  【監修】河野和彦
- よくわかる認知症の教科書（日本朝日新聞出版）
  【著】長谷川和夫
- 認知症を知る（日本講談社）
  【著】飯島裕一
- レビー小体型認知症がよくわかる本（日本講談社）
  【監修】小坂憲司
- スーパー図解 認知症・アルツハイマー病（日本法研）
  【監修】井藤英喜・栗田主一
- 徹底図解 認知症・アルツハイマー病（日本法研）
  【監修】林 泰史
- 認知症の知りたいことガイドブック（日本中央法規出版）
  【著】長谷川和夫

【16～20劃】

【21～25劃】

【26～30劃】

【6～10劃】

索引

【監修者介紹】

朝田 隆（Asada Takashi）

東京醫科齒科大學腦統合機能研究中心
失智症研究部門　特任教授
御茶水記憶診所　院長
筑波大學名譽教授

1955年生。1982年畢業於東京醫科齒科大學醫學系。後任職於東京醫科齒科大學神經科、山梨醫科大學精神神經科、國立精神・神經中心武藏醫院，並前往英國牛津大學老年醫學科留學。2001年擔任筑波大學臨床醫學系（現為醫學醫療系臨床醫學域）精神醫學教授，2014年7月擔任東京醫科齒科大學醫學系特任教授，2015年4月起擔任筑波大學名譽教授，以及御茶水記憶診所院長。

現為日本老年精神醫學會副理事長、日本失智症學會理事、日本神經精神醫學會理事、日本認知神經科學會理事、生物學精神醫學會理事、日本老年醫學會指導醫師。

參與許多失智症實態調查，強烈建議要在失智症發病前的「輕度認知功能障礙」（MCI）階段就開始治療及預防，亦在筑波大學附屬醫院中實施「輕度認知功能障礙」患者的日間照顧計畫等，在對抗失智症的第一線相當活躍。

【日文版工作人員】
裝幀・內文設計／Iok股份有限公司
裝幀插畫／Comic Spiral　井上秀一
圖解設計・插畫／Comic Spiral、Iok股份有限公司
編輯協助／Urban Santa Creative、榎本和子

圖解失智症

預防、治療、照護與相處一本通

2017年9月1日初版第一刷發行
2019年8月1日初版第二刷發行

監　　修　朝田 隆
譯　　者　梅應琪
編　　輯　陳映潔
美術編輯　竇元玉
發 行 人　南部裕
發 行 所　台灣東販股份有限公司
　　　　　＜網址＞http://www.tohan.com.tw
法律顧問　蕭雄淋律師
香港發行　萬里機構出版有限公司
　　　　　＜地址＞香港鰂魚涌英皇道1065號
　　　　　　　　　東達中心1305室
　　　　　＜電話＞2564-7511
　　　　　＜傳真＞2565-5539
　　　　　＜電郵＞info@wanlibk.com
　　　　　＜網址＞http://www.wanlibk.com
　　　　　　　　　http://www.facebook.com/wanlibk
香港經銷　香港聯合書刊物流有限公司
　　　　　＜地址＞香港新界大埔汀麗路36號
　　　　　　　　　中華商務印刷大廈3字樓
　　　　　＜電話＞2150-2100
　　　　　＜傳真＞2407-3062
　　　　　＜電郵＞info@suplogistics.com.hk